HANS IGEL

GYNÄKOLOGISCHE ZYTODIAGNOSTIK

ATLAS UND LEITFADEN

GYNÄKOLOGISCHE ZYTODIAGNOSTIK

ATLAS UND LEITFADEN

Von

Dr. HANS IGEL

Oberarzt an der Universitäts-Frauenklinik, Berlin

Geleitwort von

Prof. Dr. H. KRAATZ

Direktor der Universitäts-Frauenklinik, Berlin

Mit 73 meist mehrfarbigen Abbildungen

WALTER DE GRUYTER & CO.

vormals G. J. Göschen'sche Verlagshandlung · J. Guttentag, Verlagsbuchhandlung
Georg Reimer · Karl J. Trübner · Veit & Comp.

BERLIN 1959

Archiv-Nr. 51 80 58 — Printed in Germany — Satz: Walter de Gruyter & Co., Berlin W 35

Druck: Otto von Holten, Berlin W 35

Zum Geleit

Als der Verlag an meinen Oberarzt *Igel* mit der Bitte herantrat, eine zusammenfassende Darstellung seiner zytologischen Erfahrungen zu schreiben, war er in seiner Bescheidenheit zunächst nicht geneigt, dieser Bitte zu entsprechen, weil er mit Recht meinte, daß die bisher vorliegenden in- und ausländischen Monographien über dieses Kapitel ein solches Unterfangen unnötig machten.

Ich teilte seine Meinung und riet ihm zunächst ab, ein Buch zu schreiben, das auch nur von fernher in den Verdacht eines „Konkurrenzunternehmens" kommen könnte, wenn dieser Ausdruck einmal verwandt werden darf. Andererseits war ich mir aber klar darüber, daß das Bedürfnis nach einem ganz kurz gefaßten Leitfaden unter den praktisch tätigen Ärzten und dem gynäkologischen Nachwuchs besonders groß ist. Jedenfalls konnten wir diese Erfahrung immer wieder auf den einzelnen Fortbildungskursen machen, die in unserer Klinik über die Frühdiagnostik des Krebses abgehalten werden.

Natürlich kann man nicht eindringlich genug vor der irrigen Meinung warnen, daß die Zytologie wie übrigens auch die Kolposkopie in einem achttägigen Fortbildungskursus erlernt werden könnten. Aber man muß zugeben, daß das Interesse für diese Untersuchungsmethoden und die Anregung zum weiteren Studium auf keine Weise besser geweckt und gefördert wird als durch praktische Unterweisungen auf Fortbildungskursen und durch fakultative Vorlesungen während des Studiums.

Wenn nun für solche Zwecke ein kurz gefaßter Leitfaden der Zytologie mit instruktiven Abbildungen und einer didaktisch guten, auf diesen Unterricht zugeschnittenen Gliederung zur Verfügung steht, so füllt er eine Lücke aus, ohne das Studium ausführlicherer Darstellungen zu beeinträchtigen. Im Gegenteil, er regt dazu an. So habe ich denn Herrn *Igel* schließlich zugeraten.

Mitbestimmend für diesen Rat war eine weitere Überlegung. Herr *Igel* hat 1947 auf dem ersten nach dem letzten Kriege hier in Berlin unter der Leitung von Herrn Geheimrat *Stoeckel* veranstalteten Gynäkologen-Kongreß als erster Deutscher über seine eigenen Ergebnisse mit der Zytologie berichtet. Damals wurde er abgelehnt. Er hat sich dadurch nicht beirren lassen und hat weiter geforscht. So kann man seinen Leitfaden als eine späte Rechtfertigung ansprechen für seine Pioniertätigkeit und als eine Genugtuung für die Beständigkeit seiner Arbeit, zu der wir uns heute alle bekennen müssen.

Berlin, Mai 1958 *Prof. Dr. H. Kraatz*

Vorwort

Da die Zytodiagnostik in der Gynäkologie immer mehr an Bedeutung gewinnt, erschien es angebracht, eine neue deutsche Monographie vorzulegen. Es war unser Bemühen, klar, übersichtlich und verständlich alles das zu vermitteln, was wissenschaftlich gesichert ist. Wir sind uns andererseits bewußt, nicht auf alle Probleme eingegangen zu sein, die die Zytodiagnostik aufgeworfen hat. Dies wäre über den Rahmen des Buches hinausgegangen. Wir haben deshalb einen möglichst vollständigen Literaturüberblick zu geben versucht, damit der sich für spezielle Fragen Interessierende die notwendigen Literaturunterlagen findet.

Bei den Darstellungen haben wir fast ausschließlich Mikrophotographien verwandt, um dem Betrachter ein unmittelbares Bild ohne Idealisierung vor Augen zu führen. Auf Seite 34/35 in der großen vergleichenden Tabelle wurden zwei schematische Zeichnungen von Karzinomzellen nach *Papanicolaou* verwendet. Es wurde Wert darauf gelegt, die einzelnen Ausstrichbilder vergleichend nebeneinander darzustellen, um besonders den sich in die Zytodiagnostik Einarbeitenden die zellulären Unterschiede in den einzelnen Genitalabschnitten und bei verschiedenen Zuständen deutlich zu machen.

Zu besonderem Dank sind wir Herrn Prof. *Kraatz* für sein Verständnis und seine wohlwollende Unterstützung bei dieser Arbeit verpflichtet.

Herrn Professor Dr. Dr. *Willibald Pschyrembel*, Berlin, sei für seine Initiative gedankt, damit dieses Werk entstehen konnte.

Herrn Privatdozent Dr. *H.-W. Boschann*, Berlin, danken wir für die Überlassung der Bilder 4 und 5.

Zu danken für das Lesen der Korrekturen ist Herrn Dr. *Karl Maurer*, Berlin; für die Herstellung der Mikrophotographien der medizinisch-technischen Assistentin Frau *Gerda Pohl*, Berlin.

Wer sich mit der Technik der Herstellung und Bereitung zytologischer Präparate vertraut machen möchte, verweise ich auf das demnächst im gleichen Verlag erscheinende Buch von *H.-W. Boschann*, „Technik der gynäkologischen Zytodiagnostik für Praxis, Laboratorium und Klinik“.

Die Mikrophotographien wurden mit Exakta-Varex, Miflex, Zwischentubus und Zeiß-Lumipanmikroskop aufgenommen.

Berlin, Mai 1958 *Dr. Hans Igel*

Inhaltsübersicht

A. Übersicht über die Entwicklung der Zytodiagnostik

Auf dem Gebiet der Gynäkologie berichtete erstmals im Jahre 1847 *Pouchet* über zytologische Veränderungen am Vaginalepithel der Frau. Obwohl seine Vorstellungen erheblich von unseren heutigen Kenntnissen abwichen, so wurden doch bereits zyklische Veränderungen am Vaginalepithel beobachtet. Im Jahre 1889 berichtete dann *Moreau* über zyklische Veränderungen am Vaginalepithel bei kleinen Nagern. Grundlegend für systematische Untersuchungen waren aber erst die Arbeiten von *Stockhard* und *Papanicolaou* aus dem Jahre 1917 über den Vaginalzyklus bei Meerschweinchen. Weitere Untersuchungen dieser Art wurden durch *Long* und *Evans* 1922 bei Ratten und durch *Allen* bei Mäusen durchgeführt.

Bei Primaten beobachtete als erster *Corner* im Jahre 1922 zyklische Veränderungen im Vaginalepithel beim Rhesusaffen. Und im Jahre 1927 schließlich berichtete erstmals *Dierks* über das zyklische Geschehen am Vaginalepithel der Frau. Er unterschied eine sich nicht verändernde Basalschicht und eine Superfizial-Schicht, die monatlich desquamiert und immer wieder aufgebaut wird. Diese periodischen Veränderungen stehen in Übereinstimmung mit dem menstruellen Zyklus. Die Proliferation des Vaginalepithels steht unter dem Einfluß des Follikelhormons, wie er bei einer mit Follikelhormon behandelten kastrierten Frau nachweisen konnte. *Puccioni* kam im selben Jahr zu den gleichen Ergebnissen. *Ramirez* gab die erste exakte Beschreibung des Vaginalzyklus bei der Frau.

Nachdem die Beobachtungen von *Dierks* zunächst zu heftigen Diskussionen zwischen Gynäkologen und Histologen geführt hatten, wurden sie jedoch schließlich in den 40iger Jahren zugunsten *Dierks* entschieden, nachdem amerikanische Untersucher die Ergebnisse von *Dierks* bestätigten (1942 *Rakoff;* 1944 *Siegler;* 1948 *Papanicolaou*, *Traut* und *Marchetti*).

B. Technik*)

Materialentnahme. Sie kann entweder a) ungezielt oder b) gezielt erfolgen.

a) Ungezielt entweder nach der von *Papanicolaou* angegebenen Methode, indem eine Pipette, an deren vorderem Ende sich ein Gummiballon befindet, in die Vagina eingeführt und aus dem hinteren Scheidengewölbe vorsichtig das Sekret aspiriert wird, ohne daß es bis in den Ballon gelangt. Dann wird das Sekret sofort auf Objektträgern ausgestrichen.

Die von *Papanicolaou* weiter angegebene Methode der „blinden" Entnahme des Sekrets, d. h. ohne Spekulumeinstellung und durch den Patienten selbst, halten wir nicht für geeignet, verwertbare Ausstriche zu erhalten.

*) Es wird auf das Buch von *H.-W. Boschann*, „*Technik der gynäkologischen Zytodiagnostik für Praxis, Laboratorium und Klinik*" verwiesen, das sich mit technischen Fragen der Zytologie besonders befaßt.

Auch die Verwendung eines Watteträgers, insbesondere zur Entnahme des Untersuchungsmaterials aus dem Zervikalkanal oder dem hinteren Scheidengewölbe, ist zu empfehlen. Um ein Eindringen des Sekrets in die Watte zu verhindern, muß die Watte angefeuchtet werden.

b) Da die ungezielte Entnahme des Zellmaterials aus der Scheide für die Krebsdiagnostik keine genügende diagnostische Sicherheit bietet, empfiehlt *Ayre*, das Material gezielt, unmittelbar von der Portio zu entnehmen, d. h. von der Plattenepithel-Zylinderepithel-Grenze des äußeren Muttermundes, von der die meisten Kollumkarzinome ihren Anfang nehmen. Dazu wurde von *Ayre* ein Spatel angegeben, der an einem Ende einen nasenförmigen Fortsatz hat. Der nasenförmige Fortsatz wird in den äußeren Muttermund hineingedrückt und der Spatel zirkulär über die Portiooberfläche hinweggeführt. Das schaufelförmige andere Ende des Spatels eignet sich

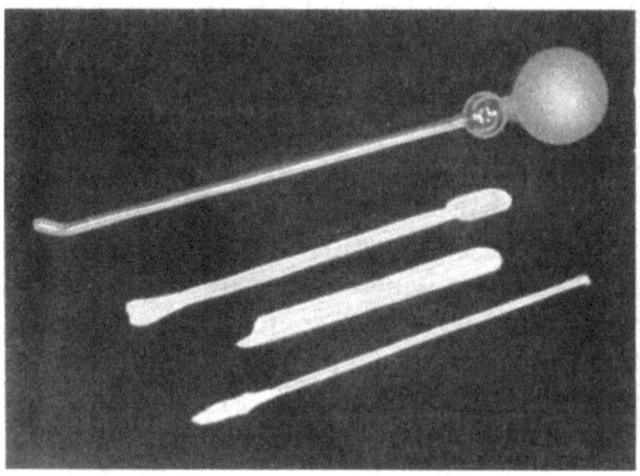

Abb. 1

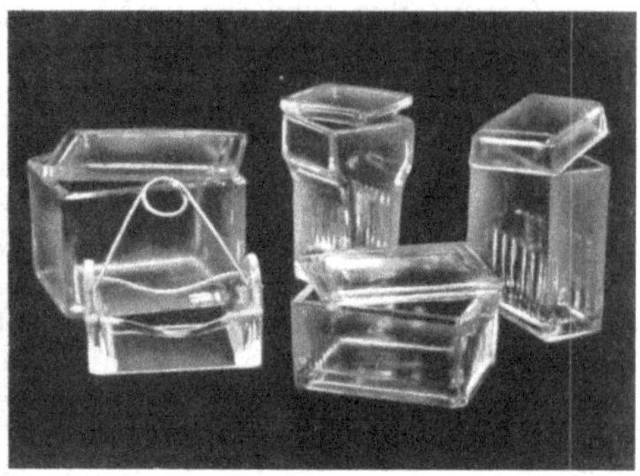

Abb. 2

Abb. 1. Instrumentarium. Aspirationspipette, Spatel nach *Ayre*, aus einem Mundspatel hergestellter Abstrichspatel und Watteträger

Abb. 2. Verschiedene, für die Fixierung zytologischer Präparate geeignete Küvetten

besonders gut zur Entnahme des Materials bei quergespaltenem Muttermund und zur Entnahme aus dem hinteren Scheidengewölbe. *Ayre* konnte nachweisen, daß bei 106 Kollumkarzinomen 71 sowohl durch Gewinnung des Materials aus dem hinteren Scheidengewölbe als auch durch direkte Entnahme von der Portio erfaßt wurden, während die übrigen 35 nur durch direkte Materialentnahme mit dem Spatel nachgewiesen werden konnten.

Zur Entnahme des Materials aus höheren Genitalabschnitten eignet sich die Pipette nach *Papanicolaou* oder eine von *McClure* konstruierte Pipette, die am äußeren Ende zwei Öffnungen hat, durch die das Sekret einfließen und sich in einer etwas oberhalb befindlichen Auftreibung sammeln kann. Auch das Gerät von *Boschann* hat sich bewährt. Die Entnahmetechniken sind aber nicht für Routineuntersuchungen geeignet. Das gilt auch für andere Materialentnahmeverfahren (*Schram* und *Di Palma*, *Cousmano*). Das gewonnene Material wird am besten auf einem mit Alkohol gereinigten Objektträger ausgebreitet. Der Ausstrich muß dünn sein, um das Material gut ausbreiten und damit das Zellbild genügend übersichtlich machen zu können. Das Ausstreichen darf aber nicht unter zu starkem Druck erfolgen, da sonst Artefakte an den Zellen entstehen können, wodurch die Beurteilung erschwert werden kann.

Unmittelbar nach dem Ausstreichen des Materials werden die Objektträger in die Fixierungslösung, bestehend aus einem Gemisch von 95%igem Alkohol und Äther, ana partes, gebracht. Die unmittelbare Fixierung nach Auftragen des Materials auf den Objektträger ist deshalb von besonderer Bedeutung, da z. B. bei Lufttrocknung bereits nach 15 Minuten schwerste Denaturierungserscheinungen auftreten, so daß eine Beurteilung kaum noch möglich ist, wie wir nachweisen konnten. Die Präparate müssen mindestens 20 Minuten fixiert werden. Längere Fixierung schadet nicht. Wir haben Ausstriche 3 Wochen in der Fixierungslösung belassen, ohne daß es zu einem Strukturverlust an den Zellen kam.

Als Gefäße für die Fixierung eignen sich mit Rillen versehene Küvetten, die mit einem Deckel abzuschließen sind, da sonst die Fixierungsflüssigkeit, besonders der Äther-Anteil schnell verdunstet und dadurch das Fixierungsgemisch eine Verschiebung in der Zusammensetzung erfährt. Die Fixierung wird dann mangelhaft, der Farbstoff von den Zellen schlecht aufgenommen und somit die Beurteilung erschwert. Deshalb muß auch etwa alle 8 Tage die Fixierungslösung erneuert werden.

Die Objektträger werden am besten mit einem Glasschreiber gekennzeichnet, da Etikette in der Fixierungslösung abgelöst und Beschriftungen mit dem Fettstift durch fettlösliche Stoffe bei der Färbung abgespült werden.

Färbung. Von der Färbung ist folgendes zu fordern:

1. Gute Darstellung der Kernstruktur.
2. Gute Anfärbung des Protoplasmas, so daß eine Differenzierung in basophil und azidophil gefärbte Zellen möglich ist und die Protoplasmastrukturen gut sichtbar werden.
3. Geringe Anfärbung von Erythrozyten und Leukozyten.

Von den zahlreich empfohlenen Färbeverfahren haben sich die auf der Massonschen Trichromfärbung beruhenden besonders bewährt. Es sind dies die Färbemethoden nach *Papanicolaou* und nach *Ayre.*

Die Darstellung der Kernstrukturen wird dabei besonders gut mit *Harris* Hämatoxylin (Quecksilberhämatoxylin) gewährleistet. Das Plasma wird mit „Orange G“ und einer alkoholischen Bismarckbraun-Eosin-Lösung entweder rot oder blau oder grün, entsprechend der Herkunft der Zellen gefärbt. Die azidophile oder basophile Färbung ist vor allem für die Zyklusdiagnostik von Bedeutung.

Bei der **Färbemethode nach** *Papanicolaou* gehen wir wie folgt vor:

1. 90%iger Alkohol (Spülen)
2. 80%iger Alkohol (spülen)
3. 70%iger Alkohol (spülen)
4. Aqua dest. (spülen)
5. Hämatoxylin Harris (5 bis 10 Minuten)
6. Aqua dest. (einige Sekunden)
7. Aqua dest. (einige Sekunden)
8. Lösung: 3 ccm konz. $NH_4(OH)$ + 97 ccm Alkohol (1 Minute)
9. Wasser spülen
10. Lithiumkarbonatlösung (3 Tropfen einer gesättigten Lösung auf 100 ccm) (1 Minute)
11. Wasser (spülen)
12. Aqua dest. (spülen)
13. 50%iger Alkohol (spülen)
14. 70%iger Alkohol (spülen)
15. 80%iger Alkohol (spülen)
16. 95%iger Alkohol (spülen)
17. „Orange G“ Ortho (3 bis 4 Minuten)
18. 95%iger Alkohol (spülen)
19. 95%iger Alkohol (spülen)
20. E. A. Ortho 0,5 (1½ Minuten)
21. 95%iger Alkohol (spülen)
22. 95%iger Alkohol (spülen)
23. 95%iger Alkohol (spülen)
24. Absoluter Alkohol (spülen)
25. Absoluter Alkohol (spülen)
26. Xylol (spülen)
27. Eindecken in Kanadabalsam

Das Harris-Hämatoxylin setzt sich wie folgt zusammen:

Hämatoxylin	5,0
Alkohol 95%	50,0
Aluminium + Ammoniumsulfat „Merck“	100,0
Aqua dest.	ad 1000,0
Gelbes Quecksilberoxyd	2,5
Eisessig	40,0

Die Farbstoffe werden von folgenden Firmen geliefert:

Hämatoxylin Harris	Bayer
Hämatoxylin Harris	CIBA
Orange G Ortho	Bayer
E A Ortho	Bayer
Polychromstain „Pa“ CIBA 22 186 S	

Die **Färbung nach** *Ayre* geschieht wie folgt:

A. Äther-Alkohol (1 bis 3 Minuten)
B. Glycerin (2 Stunden)
1. Absoluter Alkohol (spülen)
2. 70%iger Alkohol (spülen)
3. 50%iger Alkohol (spülen)
4. Aqua dest. (spülen)
5. Aqua dest. (spülen)
6. Aqua dest. (spülen)
7. Kernfärbung mit Harris-Hämatoxylin (5 Minuten)
8. 0,5%iges HCL-Wasser (3 bis 4 Portionen)
9. Spülen in Brunnenwasser
10. Gesättigte wäßrige Lithiumkarbonatlösung (1 bis 2 Minuten)
11. Brunnenwasser (10 bis 15 Minuten)
12. Aufsteigende Alkoholreihe 50%, 70%, 80%, 95%
13. Färbung nach *Papanicolaou* (4 Minuten):
    Lichtgrün, 0,5%ige Lösung in 95%igem Alkohol, 10 ccm
    Bismarckbraun, 0,5%ige Lösung in 95%igem Alkohol, 45 ccm
    Eosin gelblich, 0,5%ige Lösung in 95%igem Alkohol, 45 ccm
    Phosphorwolframsäure, 0,2 g
    Lithiumkarbonat, gesättigte wäßrige Lösung, 1 Tropfen
14. Spülen in 3 Portionen 95%igem Alkohol
15. Spülen in absolutem Alkohol
16. Spülen in 2 Portionen Xylol, zweite Portion 2 Min. lang
17. Eindecken in Kanadabalsam

Wir wenden das Ayresche Färbeverfahren in einer modifizierten Form an und erhalten damit gut gefärbte Ausstrichbilder.

1. Äther-Alkohol 20 Min. fixieren
2. Absoluter Alkohol spülen
3. 70%iger Alkohol spülen
4. 50%iger Alkohol spülen
5. Aqua dest. spülen
6. Aqua dest. spülen
7. Aqua dest. spülen
8. Hämatoxylin nach Harris 8—10 Min. Kernfärbung

9. 0,5% HCL-Wasser spülen
10. 0,5% HCL-Wasser spülen
11. 0,5% HCL-Wasser spülen
12. Brunnenwasser spülen
13. Gesättigte, wäßrige Lithiumkarbonatlösung (1 bis 2 Min.)
14. Fließendes Brunnenwasser (15 Min.)
15. 50%iger Alkohol spülen
16. 70%iger Alkohol spülen
17. 80%iger Alkohol spülen
18. 95%iger Alkohol spülen
19. Zytoplasma-Färbung (10 Min.)

Zusammensetzung der Färbung:

Eosin gelblich, 0,5% Lösung in 95% Alkohol + 3 Tropfen Eisessig auf 100 ccm Lösung	80 ccm
Bismarckbraun, 0,5% Lösung in 95% Alkohol	20 ccm
Phosphorwolframsäure	0,2 g
Lithiumkarbonat gesättigte, wäßrige Lösung	5 Tropfen

20. 95%iger Alkohol kurz abspülen
21. Lichtgrün, gesättigte Lösung in 95% Alkohol (1½ Min.)
22. 95%iger Alkohol spülen

	Zur sofortigen Betrachtung	**Zur längeren Aufbewahrung**
23.	70%iger Alkohol spülen	95%iger Alkohol spülen
24.	50%iger Alkohol spülen	absoluter Alkohol spülen
25.	fließendes Brunnenwasser spülen, trocknen lassen und ansehen	Xylol spülen
26.		Xylol spülen
27.		Eindecken in Kanadabalsam

Obwohl diese Färbeverfahren die weitaus besten Zellbilder ergeben, so sind sie doch alle umständlich und zeitraubend. Bei täglichem Anfall einer größeren Anzahl von Präparaten ist diese Arbeit nur von einem Speziallabor mit besonders geschulten Kräften durchführbar. Auch einfachere Färbemethoden, wie die Methylenblau- oder Pappenheimfärbung sollen zur Krebsdiagnostik ausreichend sein. Wir haben in den ersten Nachkriegsjahren aus Mangel an Farbstoffen nur mit Hämalaun auch zufriedenstellende Ergebnisse gehabt.

C. Allgemeine Richtlinien für die Beurteilung der Abstriche

Bei der Durchmusterung der Abstriche wird man im allgemeinen mit einer schwachen Vergrößerung auskommen. Man wählt am besten Objektive mit 8- bis 10-facher Vergrößerung und Okulare mit 6- bis 7facher Vergrößerung. Nur selten ist man gezwungen, ein Objektiv mit 20- oder 40facher Vergrößerung zu wählen, um bestimmte Zellen oder Zellkomplexe genauer zu betrachten. Die Betrachtung mit einem Ölimmersionsobjektiv ist im allgemeinen nicht erforderlich.

Die für eine zuverlässige Beurteilung erforderliche Zeit ist schwer zu bestimmen und im wesentlichen eine Frage der Erfahrung. Grundsätzlich aber muß stets der **ganze** Ausstrich durchgemustert werden, um nicht einen wichtigen Befund zu übersehen.

Da sich mit der Anzahl der Ausstriche auch die diagnostische Sicherheit erhöht, ist zu empfehlen, nicht nur einen, sondern nach Möglichkeit 2 bis 3 Ausstriche anzufertigen.

Da außerdem eine zuverlässige Beurteilung der Zellausstriche im allgemeinen nur nach längerer, intensiver Erfahrung möglich ist, wird der frei praktizierende Arzt gezwungen sein, die fixierten Präparate an ein entsprechend ausgestattetes zytologisches Labor zu schicken, wo die Färbung der Ausstriche von erfahrenen Kräften durchgeführt und das Präparat von einem versierten Zytologen beurteilt werden kann. Dieses Verfahren hat den Nachteil, daß dem Beurteiler der Kontakt mit dem Patienten fehlt und er ohne Kenntnis des klinischen Befundes sein Urteil fällen muß. Um den Zytologen in seiner Tätigkeit zu unterstützen, ist es deshalb notwendig, in einem Begleitzettel zumindest folgende Angaben zu machen:

1. Alter der Patientin, Regelanamnese,
2. klinischer Befund,
3. bisherige therapeutische Maßnahmen (u. a. Hormonbehandlungen),
4. zytologische Fragestellung.

Der Versand der Ausstriche macht keine Schwierigkeiten. Fixiert, können die Abstriche, in etwas Mull oder Zellstoff eingewickelt, verschickt werden. Unfixiert, indem etwas Glyzerin auf den mit dem Ausstrich versehenen Objektträger getropft, dieser mit einem zweiten Objektträger bedeckt und dann verschickt wird. Mit dieser Präparierung können die Ausstriche etwa 8 Tage auswertbar gehalten werden. Das Glyzerin läßt sich mit Alkohol, Äther und Tetrachlorkohlenstoff abspülen.

D. Spezielle Zyklusdiagnostik

Die Veränderungen am Vaginalepithel der menschlichen Scheide sind von der Wirkung der Ovarialhormone abhängig. Da aber der Aufbau des Vaginalepithels keineswegs gleichmäßig ist und die einzelnen Epithelschichten sehr verschieden ausgebildet und durch äußere Einwirkungen verändert werden können, wurde die Frage zyklischer Veränderungen am Vaginalepithel der Frau, wie sie bei Tieren beobachtet wurden, lange Zeit diskutiert.

Die in der Vagina gefundenen Zellen können verschiedenen Ursprungs sein. Sie können vom Vaginalepithel, Zervixepithel und Endometrium stammen. Die vom Vaginalepithel stammenden Zellen können in 5 Gruppen, die durch den Grad der Differenzierung bestimmt sind, eingeteilt werden:

1. Basalzellen,
2. Parabasalzellen,
3. Intermediärzellen,
4. basophile Superfizialzellen,
5. azidophile Superfizialzellen.

a) Basalzellen

Basalzellen sind die Zellen der germinativen Schicht des Scheidenepithels: kleine Zellen mit einem Durchmesser von 12 bis 20 μ. Ihr Kern ist groß, rund oder oval, aufgelockert, nimmt den größten Teil der Zelle ein (7 bis 10 μ) und färbt sich dunkel an. Das Protoplasma färbt sich tiefblau oder grün an. Diese Zellen sind im Vaginalabstrich zu finden von Frauen

1. in der Menopause,
2. nach Ovarektomie und
3. bei chronischen Scheidenentzündungen.

b) Parabasalzellen

Parabasalzellen sind die Zellen der **äußeren** Basalzone. Sie sind größer als die Basalzellen (15 bis 25 μ). Der Kern ist rund oder oval, aufgelockert und meistens zentral gelagert. Das Kernchromatin ist netzartig angeordnet. Das Protoplasma färbt sich im allgemeinen basophil an. Aber auch azidophil gefärbte Parabasalzellen können gefunden werden. Nicht selten lassen sich Vakuolen im Protoplasma nachweisen, die eine recht beträchtliche Größe erreichen können, so daß der Kern an die Peripherie

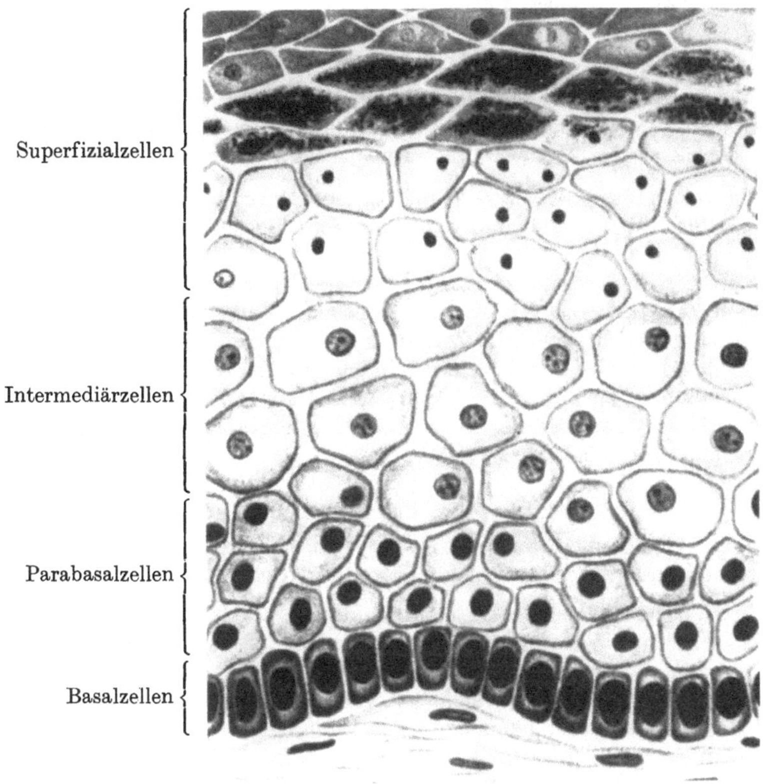

Abb. 3. Aufbau des Vaginalepithels bei der geschlechtsreifen Frau (*Murray*)

gedrängt ist. Derartige Erscheinungen werden besonders ausgeprägt bei chronischen Entzündungen festgestellt. Parabasalzellen sind im Zellausstrich gehäuft bei folgenden Zuständen zu finden:

1. in der Menopause,
2. nach Ovarektomie,
3. bei chronisch entzündlichen Prozessen in der Vagina,
4. bei Mädchen vor der Geschlechtsreife,
5. bei amenorrhoischen Frauen infolge Follikelhormondefizits.

c) Intermediärzellen

Intermediärzellen sind größer als die Parabasalzellen. Ihr Durchmesser beträgt etwa 20 bis 30 μ. Ihre Form ist länglich oder eliptoid. Das Protoplasma färbt sich meistens basophil, aber auch vereinzelt azidophil an. Hin und wieder findet man kleine Plasmavakuolen. Eine streifenförmige Verdickung des Plasmas führt zu einer rippenartigen Zeichnung. Die Größe des Kerns beträgt etwa 6 bis 9 μ, er ist länglich und häufig peripher gelagert.

Dieser Zelltyp ist besonders zu finden:

1. Während und nach der Schwangerschaft,
2. im Prämenstrum, während der Menstruation und im Postmenstrum,
3. bei Hypofollikulinien,
4. bei Androgenbehandlung.

d) Superfizialzellen

Bei diesen können zwei Zelltypen unterschieden werden:

a) basophile karyopyknotische superfizielle Zellen von der **inneren** Oberflächenschicht.
b) azidophile karyopyknotische Zellen von der **äußeren** Oberflächenschicht.

Die Unterscheidung dieser Zelltypen ist nur durch ein differenziertes Färbeverfahren möglich. Mittels der morphologischen Charakteristika allein ist sie nicht möglich.

Die Superfizialzellen sind große, polygonale Zellen (35 bis 60 μ) mit meist scharf begrenztem Zellrand. Das Plasma ist durchscheinend und zart, und enthält nicht selten Granula, die entweder die Zellfärbung annehmen oder sich braunschwarz anfärben. Es handelt sich dabei wahrscheinlich um Keratohyalinkörper nach *Vokaer*. Diese Granula sind zu unterscheiden von den Pigmentzellen, die Blutfarbstoff aufgenommen haben und bei denen sich die Pigmentkörper mit der Berliner-Blau-Reaktion nachweisen lassen.

e) Endozervix- und Endometriumzellen

Neben den Vaginalepithelien können auch abgestoßene Endozervixzellen und Elemente des Endometriums im Vaginalzellausstrich gefunden werden.

a) Die **Endozervikalzellen** sind rundlich oder oval oder auch zylindrisch und etwa doppelt so groß wie ein granulierter Leukozyt. Die Zellgrenze ist unscharf. Das Protoplasma färbt sich basophil an. Der Kern ist groß, rund, blaß und fein granuliert, und ein Nukleolus ist meistens gut sichtbar. Zur Zeit der Ovulation sieht man häufig isolierte Kerne ohne Protoplasma oder Zellen mit Vakuolen, wodurch der Kern an den Rand gedrängt wird. Mit Muzikarmin kann man nachweisen, daß die Vakuolen Schleim enthalten. Nur in der Sekretionsphase enthalten Endozervixzellen Schleim. Bei manchen Endozervikalzellen ist der Zilienbesatz deutlich sichtbar.

Endozervikalzellen können im Vaginalsekret gefunden werden:

1. Im Zyklus, besonders am Ende der Follikelphase,
2. während der Schwangerschaft,
3. bei Entzündungen im Bereich der Zervix.

b) Die **Endometriumzellen** sind klein, rund und treten meistens in Haufen auf. Der Kern nimmt den größten Teil der Zelle ein und ist häufig exzentrisch gelagert. Die Färbung der Zellen ist unterschiedlich, sowohl azidophil als auch basophil.

Boschann beobachtete zyklische Veränderungen am Endometrium. Während der Proliferationsphase lockert sich das Kernchromatin in den Drüsen- und Stromazellen auf. An den Drüsenzellen ist der Kern zu Beginn der Proliferationsphase schmal und der Protoplasmasaum schlank. Am Ende der Proliferationsphase wird der Protoplasmasaum breiter und der Kern runder, und es sind Plasmavakuolen nachzuweisen.

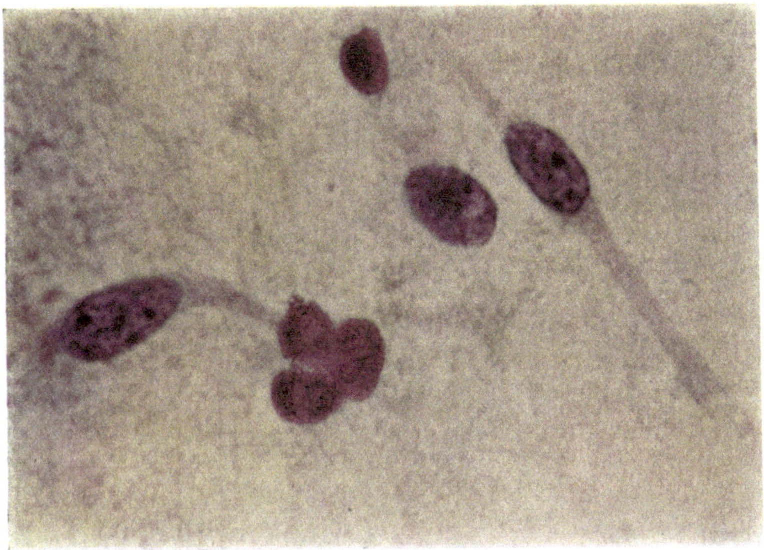

Abb. 4. Endometriumzellen aus der Proliferationsphase (560fache Vergrößerung) (von Dozent *Boschann* zur Verfügung gestellt)

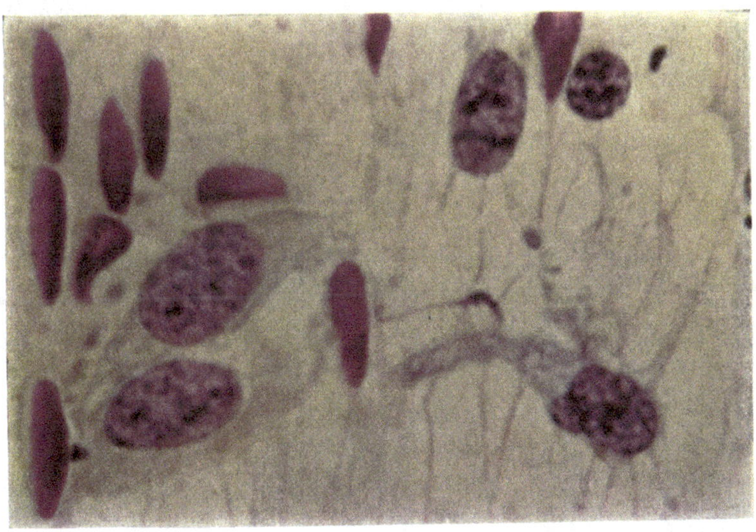

Abb. 5. Endometriumzellen aus der Sekretionsphase (560fache Vergrößerung) (von Dozent *Boschann* zur Verfügung gestellt)

Vaginalzellen | Endozervixzellen | Endometriumzellen

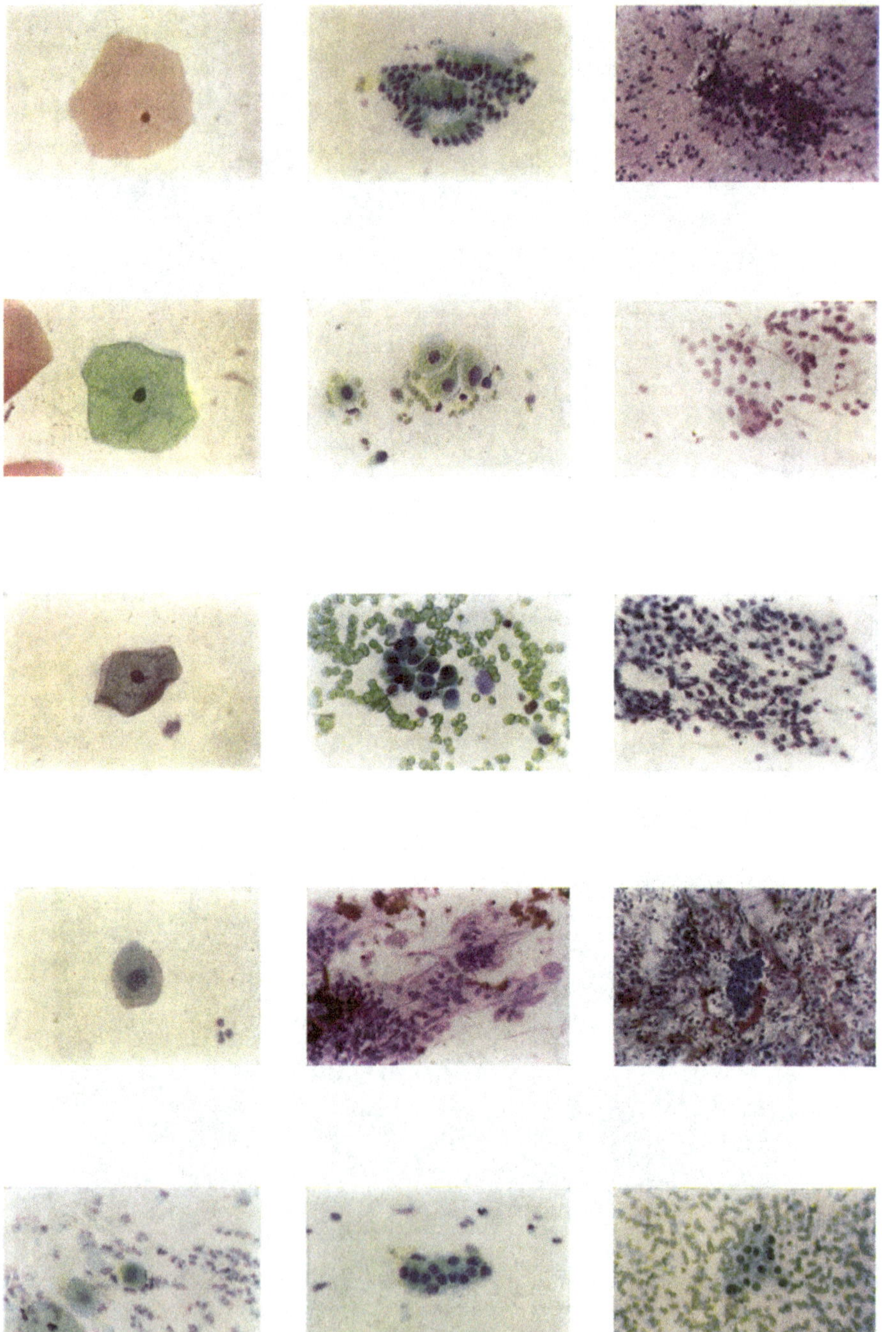

Abb. 6

In der Sekretionsphase wird der Protoplasmasaum plump und degeneriert leicht, so daß häufig nur noch Kerne im Ausstrich nachzuweisen sind. Mitosen sind im allgemeinen in der Proliferationsphase zu finden.

Endometriumzellen erscheinen im Vaginalsekret:

1. Bei der Menstruation,
2. bei Endometritis,
3. bei zystisch-glandulärer Hyperplasie.

E. Das Zellbild in den verschiedenen Lebensaltern

Wie bereits erwähnt, entstehen die Veränderungen am Vaginalepithel im wesentlichen unter der Wirkung des Follikelhormons.

a) Beim **Neugeborenen** sind Veränderungen als Folge einer deutlichen hormonalen Stimulation am Vaginalepithel festzustellen. Dieser Effekt ist so zu erklären, daß vor der Geburt, infolge des hohen Östrogenspiegels im mütterlichen Blut, Follikelhormon die Plazenta passiert hat und auf das Kind übergegangen ist. Am Vaginalepithel ist die hormonale Stimulierung bis etwa zum 5. Lebenstag nachzuweisen. Wir beobachten in dieser Zeit vorwiegend basophil karyopyknotische Superfizialzellen und Intermediärzellen, wobei azidophil karyopyknotische Superfizialzellen selten sind.

Ungefähr vom 4. Tag an treten Bakterien und Leukozyten auf.

Vom 7. Tag an kommt es zu regressiven Veränderungen; die Superfizialzellen treten immer seltener auf und verschwinden schließlich völlig. Es treten nunmehr zunehmend Parabasalzellen auf, und ab 18. Tag nach der Geburt beobachtet man fast ausschließlich Parabasalzellen. Dieses Zellbild ist dann unverändert gleichbleibend bis zur Pubertät. Erst vor Einsetzen der ersten Menstruation sind wieder die Zeichen der verstärkten Follikelhormonwirkung im Zellausstrich festzustellen (Abb. 7).

b) Bei **der geschlechtsreifen Frau** lassen sich, einhergehend mit dem zyklischen Geschehen, Veränderungen am Vaginalepithel nachweisen, die entsprechend auch im Zellausstrichbild zum Ausdruck kommen. Auf Grund der während des Zyklus auftretenden zytologischen Ausstrichbilder können folgende Phasen unterschieden werden:

1. Menstruationsphase (1. bis 6. Tag)
2. Postmenstruelle Phase (6. bis 9. Tag)
3. Präovulationsphase (9. bis 13. Tag)
4. Ovulationsphase (13. bis 15. Tag)
5. Postovulationsphase (15. bis 18. Tag)
6. Corpus luteum-Phase (18. bis 25. Tag)
7. Prämenstruelle Phase (25. bis 28. Tag)

a) Menstruationsphase

Das Ausstrichbild ist reich an Erythrozyten und Leukozyten. Basophile Superfizialzellen beherrschen das Bild. Nur ganz vereinzelt sind azidophile Superfizialzellen, Intermediärzellen und Parabasalzellen zu finden. Nicht selten lassen sich Endozervikal- und Endometriumzellen nachweisen. Gegen Ende der Menstruation ändert sich das Ausstrichbild. Die Erythrozyten treten zurück, Leukozyten und Histiozyten nehmen zu. Die basophilen Superfizialzellen sind auch jetzt noch die häufigsten Epithelien (Abb. 8).

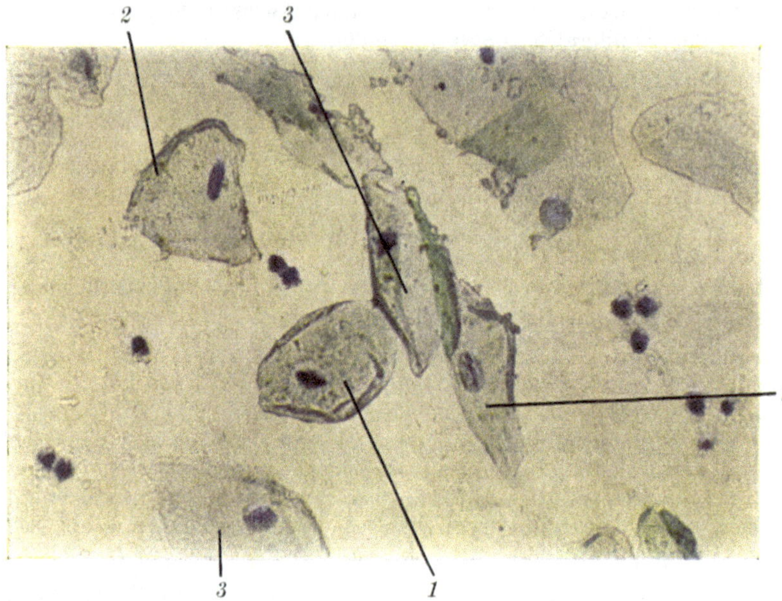

Abb. 7. Ausstrich vom Säugling, 3 Tage nach der Geburt. Wir finden *1* Parabasalzellen, *2* Intermediär- und *3* basophile Superfizialzellen, die meistens sehr schlank sind. Das Protoplasma der Zellen ist zart und färbt sich nur schwach an, Leukozyten treten etwa ab 3. Tag nach der Geburt auf (480fache Vergrößerung)

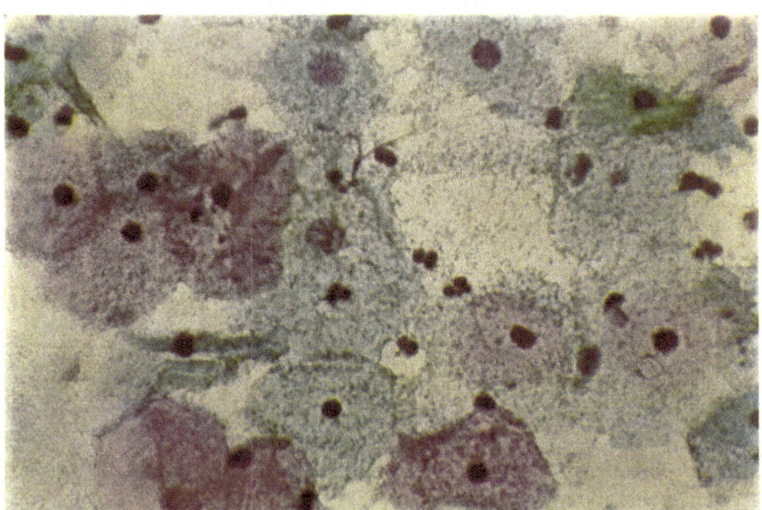

Abb. 8. Ausstrichbild aus der Menstruationsphase. Erythrozyten sind nicht mehr nachweisbar. Sie wurden durch die Präparierung hämolysiert. Die Zellen stammen vorwiegend aus der Intermediär- und Superfizialschicht, die aber vorwiegend basophil gefärbt sind (480fache Vergrößerung)

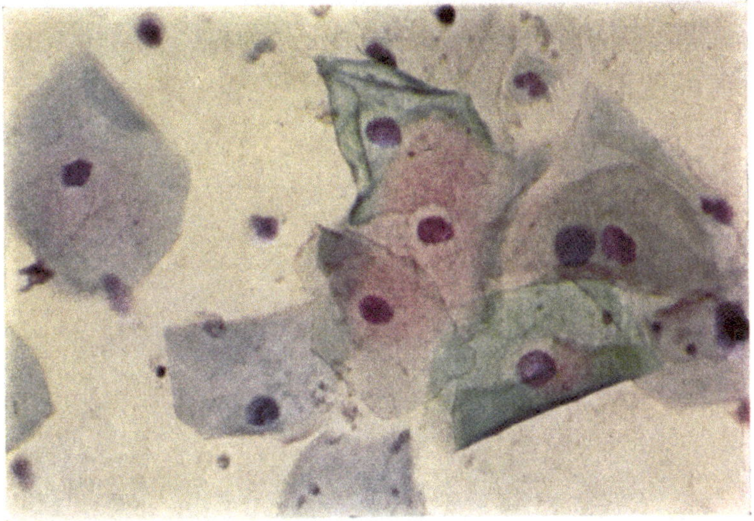

Abb. 9. 7. Tag des Zyklus. Das Ausstrichbild ist vorwiegend durch basophile Superfizialzellen gekennzeichnet. Der bläschenförmige Kern der Zellen ist augenfällig (480fache Vergrößerung)

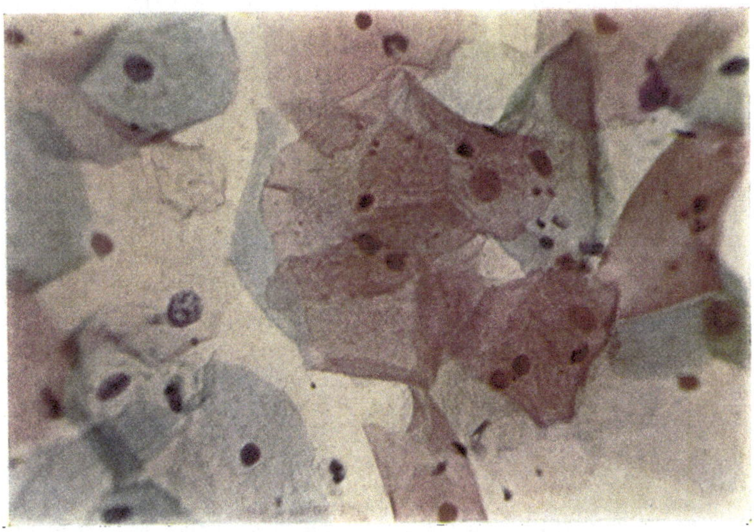

Abb. 10. 10. Tag des Zyklus. Die basophil gefärbten Zellen werden zurückgedrängt, und die azidophil gefärbten treten immer mehr hervor. Die Kerne sind aber noch zum Teil bläschenförmig. Leukozyten sind nur noch vereinzelt nachzuweisen (480fache Vergrößerung)

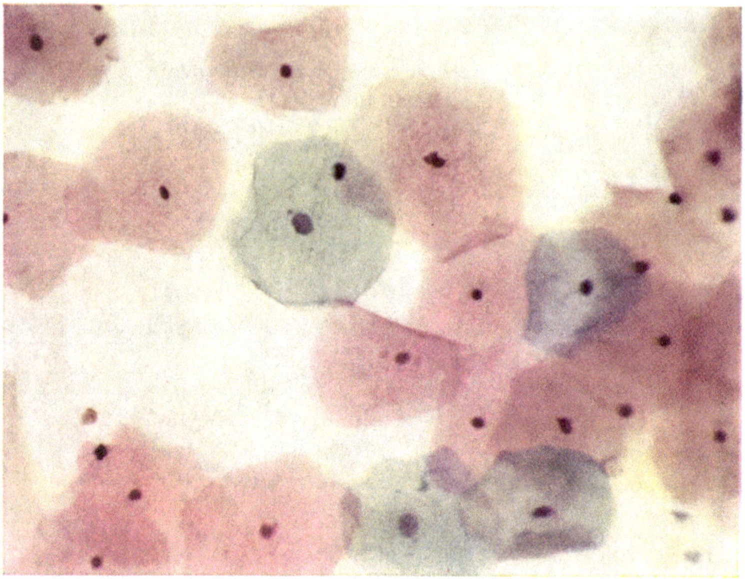

Abb. 11. 14. Tag des Zyklus. Der Ausstrich zeigt eine hohe Proliferation und wird durch azidophile Superfizialzellen mit karyopyknotischem Kern beherrscht (480fache Vergrößerung)

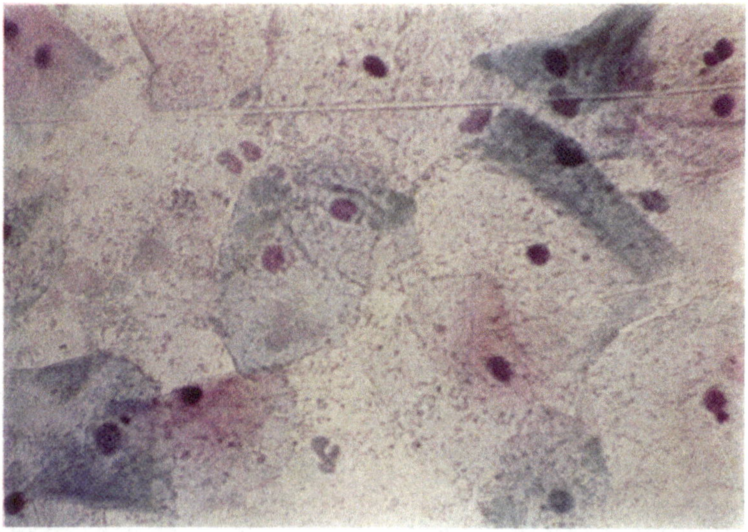

Abb. 12. 18. Tag des Zyklus. Die azidophilen Superfizialzellen färben sich nur schwach an. Sie verdämmern, während die basophilen Zellen sich zu falten beginnen. Die Kerne sind noch deutlich pyknotisch (480fache Vergrößerung)

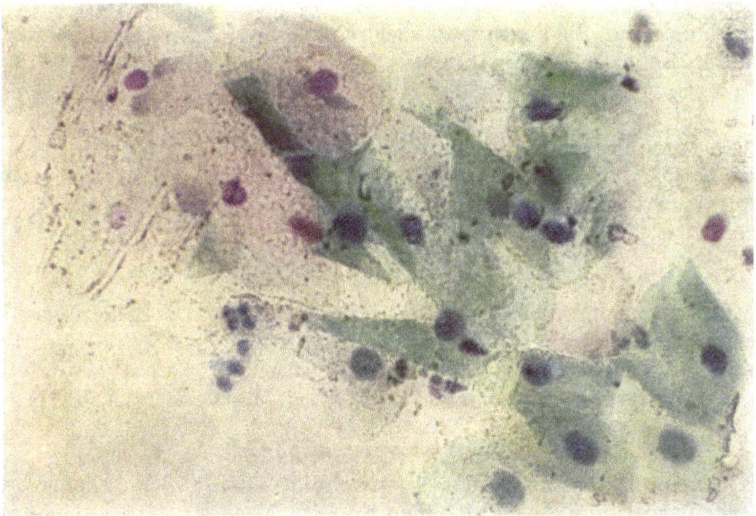

Abb. 13. 22. Tag des Zyklus. Die basophilen Superfizialzellen sind zahlreicher geworden und haben sich in Haufen angeordnet. Das Protoplasma ist gefaltet oder eingerollt. Die Kerne sind vorwiegend bläschenförmig (480fache Vergrößerung)

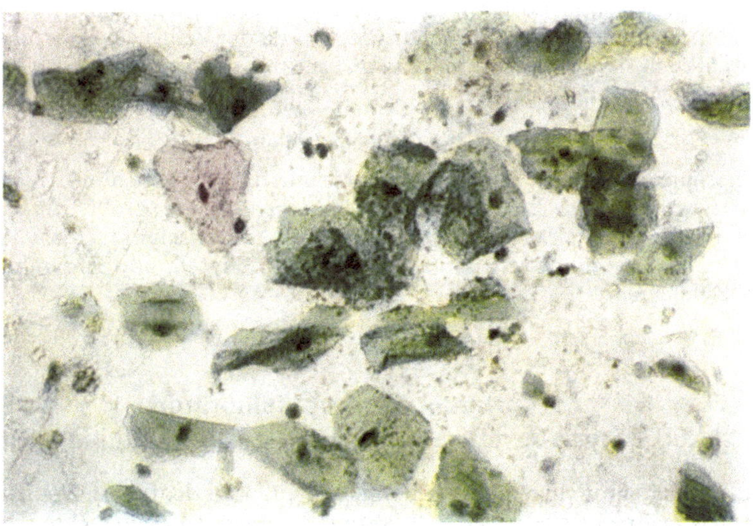

Abb. 14. 26. Tag des Zyklus. Basophile Superfizialzellen kennzeichnen das Ausstrichbild. Die Zellen sind zu Haufen zusammengeschoben, das Protoplasma ist gefaltet (480fache Vergrößerung)

b) Postmenstruationsphase

Nach der Menstruation werden die azidophilen Superfizialzellen wieder zahlreicher. Die Leukozyten werden seltener. Die basophilen Superfizialzellen beherrschen immer noch das Bild. Sie liegen jetzt recht häufig in Haufen zusammen und nur vereinzelt liegen isolierte Zellen (Abb. 9).

c) Präovulationsphase

Das Ausstrichbild wird durch die azidophilen Superfizialzellen beherrscht. Sie sind gut gefärbt und haben scharfe Umrisse. Leukozyten sind nur noch selten. Intermediärzellen sind entweder gar nicht mehr oder nur ganz vereinzelt vorhanden (Abb. 10).

d) Ovulationsphase

Der Ausstrich macht einen sehr „sauberen" Eindruck. Die Zellen liegen ausgebreitet und sind gut gefärbt. Es sind fast ausschließlich azidophile Superfizialzellen. Manchmal lassen sich auch Erythrozyten nachweisen, die wahrscheinlich aus kleinen, während der Ovulation auftretenden Hämorrhagien stammen (Abb. 11).

e) Postovulationsphase

Nach der Ovulation macht das Ausstrichbild einen „verwaschenen" Eindruck. Die scharfe Begrenzung der azidophilen Superfizialzellen ist verlorengegangen. Die Ränder sind eingerollt. Die Plasmagranula sind gut sichtbar. Die Anzahl der basophilen Superfizialzellen hat zu-, die der azidophilen abgenommen. Leukozyten treten wieder auf. Die Ausstriche weisen reichlich Schleim auf (Abb. 12).

f) Corpus luteum-Phase

Die azidophilen sind noch weniger, dafür die basophilen Superfizialzellen vermehrt und in Haufen zusammenliegend. Die Ränder der Zellen sind häufig eingerollt, das Protoplasma hat seine Granulation verloren. Intermediärzellen erscheinen wieder. Leukozyten und Schleim sind reichlich (Abb. 13).

g) Prämenstruelle Phase

Die basophilen Superfizialzellen beherrschen das Ausstrichbild. Sie liegen in Klumpen zusammen. Die Ränder sind eingeschlagen und eingerollt. Recht zahlreich sind auch die Intermediärzellen. Nicht selten sind zytolytische Erscheinungen zu beobachten. Kurz vor der Menstruation treten Erythrozyten auf. Sehr zahlreich sind in dieser Zyklusphase die Leukozyten (Abb. 14).

F. Wirkung von Follikelhormon, Gelbkörperhormon und Androgenen auf das Vaginalepithel

Nach Zufuhr von Follikelhormon kommt es zu einer deutlichen Proliferation am atrophischen Vaginalepithel mit Kornifikation der obersten Zellschichten. Um diesen Effekt zu erreichen, ist eine Dosis von 200 bis 400 Gamma Östradioldipropionat, in unterteilten Dosen von 20 bis 40 Gamma, i.m. injiziert, erforderlich.

Nach etwa 8 bis 10 Tagen ist der volle Effekt erreicht (*Zinser*). Durch Erhöhung der Dosis ist kein anderer Effekt zu erzielen. Nach Absetzung der Hormonzufuhr bildet sich das Epithel bald wieder zum atrophischen Typ zurück.

Werden einer Frau mit atrophischen Vaginalzellen 20 mg Progesteron i.v. zugeführt, so kommt es innerhalb von 24 Std. zu einer deutlichen Proliferation des Vaginalepithels, während 65 mg in Depotform keinerlei Wirkung auslösen. Die Wirkungsdosis des Progesterons auf das atrophische Vaginalepithel wird von den einzelnen Untersuchern sehr unterschiedlich angegeben (*de Wattewyl*, *Pundel*). Sie ist wohl im wesentlichen abhängig von der Darreichungsform und den noch im Körper vorhandenen Follikelhormonmengen. Ohne eine gewisse Follikelhormonstimulierung ist anscheinend eine Wirkung des Progesterons auf das Vaginalepithel nicht möglich (*Rauscher*, *Papanicolaou*, *Traut* und *Marchetti*). Das Ausstrichbild, nach Zufuhr von Progesteron ist wie folgt gekennzeichnet: Vorwiegend Intermediärzellen, nur vereinzelt Superfizialzellen, die von der inneren Oberflächenschicht stammen. Die Zellen sind basophil gefärbt, zu Haufen zusammengeballt, die Ränder sind aufgerollt. Die Anzahl der Leukozyten ist geringer. Beim Abfall der Follikelhormonwirkung können ähnliche Bilder entstehen, die sich dadurch unterscheiden, daß beim Follikelhormonabfall die Zellen isoliert liegen, hingegen bei der Progesteronstimulation zusammengeballt gelagert sind. Eine Progesterontestung ist aber aus den Veränderungen des zytologischen Vaginalabstrichbildes nicht möglich, da die Kriterien für die Beurteilung zu inkonstant sind (*Krohn*, *Harris* und *Hechter*, *Burger* und *Roth*, *Pundel*).

Die Wirkung der Androgene am Vaginalepithel ist von *Elsner* und *Tischer*, *Firscher*, *Langreder*, *Zimmerer*, *Pundel*, *Schlösser* und *Wied* untersucht und beschrieben worden. Bei einer Dosis von 12,5 mg Testosteronpropionat, i.m. verabreicht, kommt es zur Proliferation am atrophischen Vaginalepithel (*Wied* und *Suchowsky*). Im Abstrichbild verschwinden die Basal- und Parabasalzellen, es treten dafür vorwiegend Intermediärzellen auf, während basophile Superfizialzellen nur vereinzelt in Erscheinung treten. Die Kerne sind oval oder rund und chromatinarm. Die Anzahl der Leuko-

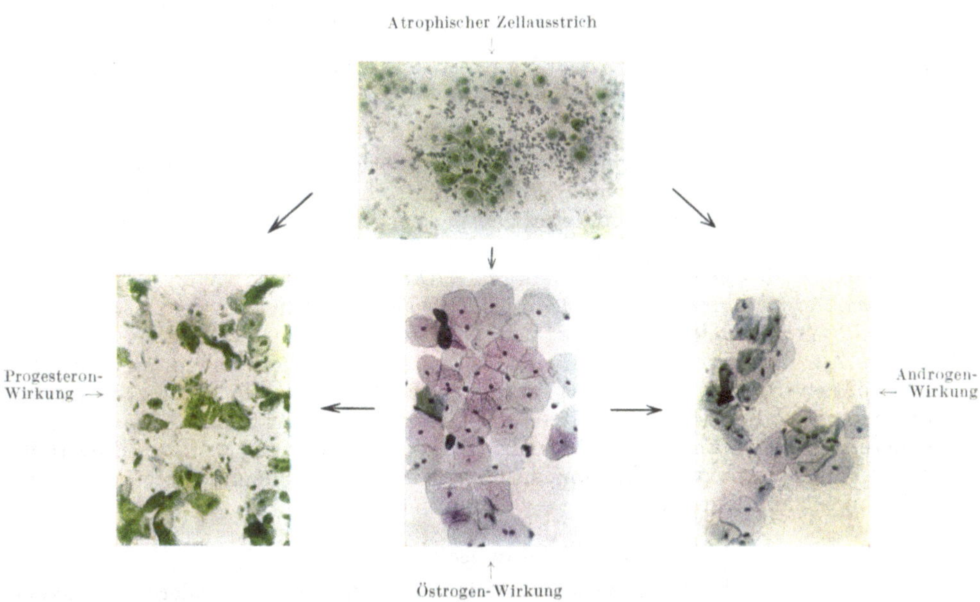

Abb. 15

zyten ist gering. Die Färbung der Epithelien ist basophil. Das Ausstrichbild macht einen sauberen Eindruck. Eine hohe Androgendosis ändert am Zellbild nichts (*Elsner* und *Tischer*). Die Testung androgener Substanzen am Vaginalausstrichbild ist möglich und wurde von *Boschann* durchgeführt.

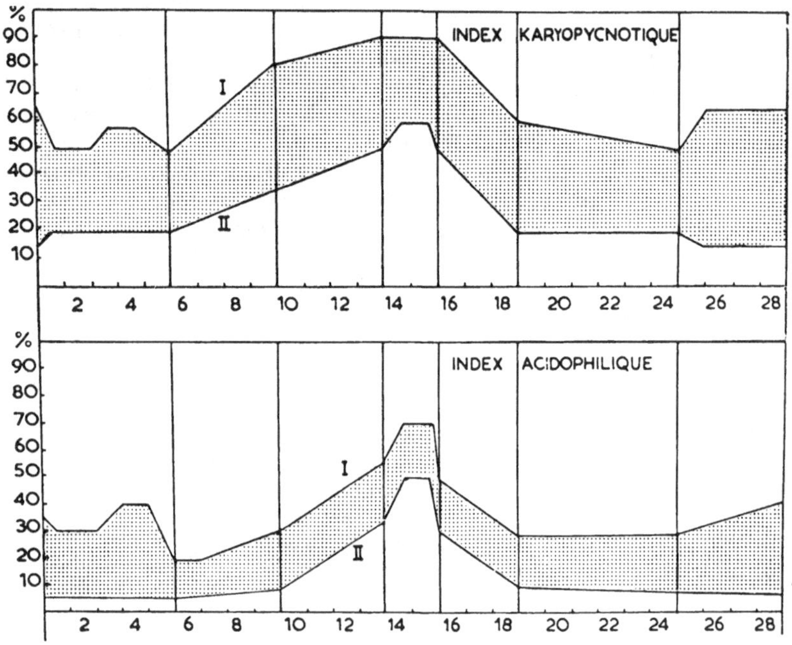

Abb. 16. Der Karyopyknose- und Azidophilenindex nach *Pundel* bei einem normalen Zyklus von 28 Tagen. I gibt das Maximum und II das Minimum wieder

Androgene und Progesteron wirken auf das hochproliferierte Vaginalepithel regressiv. Hohe Dosen von Progesteron, besonders bei intravaginaler Verabreichung, führen zu einer Verminderung der azidophilen Zellelemente und zu einer Vermehrung der Intermediärzellen. Die Regression des östrogenen Abstrichbildes durch Androgene gelingt etwa mit einer Dosis von 200 bis 800 mg Testosteronpropionat, i.m. verabreicht (*Pundel, Zinser*). *Pundel* konnte in einer graphischen Darstellung des prozentualen Anteils der azidophilen und karyopyknotischen Zellen während des Zyklus zeigen, daß in der Zeit stärkster Follikelhormonwirkung, um den 14. bis 15. Tag, ein erster Gipfel in der Kurve festzustellen ist. Bei 75% der beobachteten Frauen konnte er ferner einen zweiten Gipfel in der zweiten Zyklushälfte nachweisen, der zeitlich einhergeht mit der höchsten Prognandiolausscheidung im Harn. Die zweite erhöhte Follikelhormonausscheidung im Harn in der Corpus luteum-Phase kommt im Zellbild nicht zum Ausdruck.

a) Zellbild in der Gravidität

Die während der Schwangerschaft eintretenden hormonalen Veränderungen finden ihren Ausdruck auch im Zellbild. Sie sind aber anfangs nicht so charakteristisch, daß damit eine sichere Methode der Schwangerschaftsdiagnostik gegeben wäre. Erst vom

2. oder 3. Schwangerschaftsmonat an finden sich oft — aber keineswegs gesetzmäßig — Zelltypen, die den Verdacht des Vorliegens einer Gravidität erwecken können. Als für eine Schwangerschaft typische Veränderungen im Abstrichbild ist das verstärkte Auftreten von Intermediärzellen beschrieben worden, die wegen ihrer kahnartigen Form „Navikularzellen" genannt werden. Es sind längliche, spindlige Zellen, deren Kern ebenfalls länglich geformt, verhältnismäßig groß und nicht selten peripher gelagert ist. Diese Zellen liegen häufig in Gruppen zusammen. Im übrigen Zellbild treten die azidophilen Zellen stark zugunsten der basophilen zurück.

Von einer gewissen Bedeutung kann der Zytotest bei Frauen mit Abortneigung sein. Treten bei einer Graviden vermehrt azidophile Zellen im Ausstrich auf, so läßt das auf ein Absinken des Corpus luteum-Hormonspiegels und auf ein Ansteigen des Follikelhormonspiegels im Blut der Graviden schließen, woraus auf eine drohende Fehlgeburt geschlossen werden kann.

b) Menopause

Der vaginale Zellausstrich von Frauen in der Menopause kann sehr unterschiedlich sein. Bilder von FH-Stimulierung bis Atrophie können beobachtet werden. Dies ist vor allem abhängig von dem Ausmaß der noch vorhandenen Follikelhormon-Produktion. Da das Vaginalepithel noch auf Dosen von Follikelhormon reagiert, die am Endometrium schon keine Wirkung mehr entfalten, kann daher auch nach dem Sistieren der Menses die hormonale Stimulation für das Vaginalepithel noch ausreichend sein, wie auch im Abstrich zu beobachten ist, solange, bis schließlich nur noch atrophische Veränderungen zu sehen sind. Außerdem wird das Vaginalepithel nicht nur durch Follikelhormon, sondern auch durch Progesteron und Testosteron beeinflußt, so daß hier die Verhältnisse noch nicht klar zu überblicken sind. Wenn man sich auch mehrfach bemühte, eine Einteilung der Menopausebilder vorzunehmen, so gelingt dies nur teilweise, da die Übergänge fließend sind und so eine exakte zeitliche Trennung nicht möglich ist. Die von *Pundel* angegebene Einteilung hat sich auch dem Verfasser nützlich erwiesen:

A. Periode der beginnenden Menopause:

1. Zelltypen einer geringen (oder keiner) Follikelhormon-Insuffizienz.
2. Zellbilder einer mittleren Follikelhormon-Insuffizienz
3. Zellbilder einer starken Follikelhormon-Insuffizienz
4. Zellbilder von androgenem Typ.

B. Periode der Menopause

mit Zellbildern vom atrophischen Typ.

c) Periode eines geringen Follikelhormonmangels

Diese Phase der Menopause kann in wenigen Monaten vorüber sein, andererseits aber auch mehrere Jahre anhalten. *Pundel* konnte gleiche Zellbilder wie aus dieser Periode der Menopause bei kastrierten Frauen mit schwachen Dosen von Östrogenen erzeugen (10 γ Aethinyl-Östradiol täglich, über 3 Wochen verabreicht). Die Ausstrichbilder zeigen vorherrschend karyopyknotische basophile Zellen, azidophile Zellen sind nur vereinzelt vorhanden. Die Kerne der Basophilen sind meistens pyknotisch. Die Zellen liegen vorwiegend isoliert. Ihre Ränder sind häufig eingerollt. Auch Intermediärzellen sind vorhanden, in manchen Ausstrichen sogar recht zahlreich (Abb. 20).

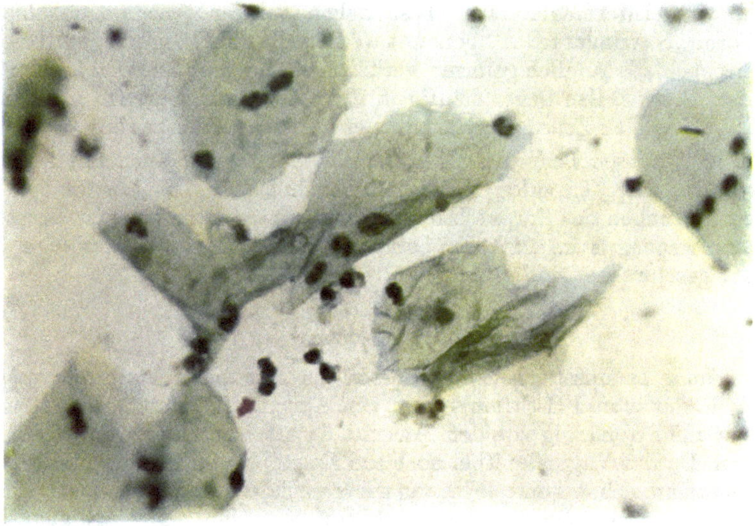

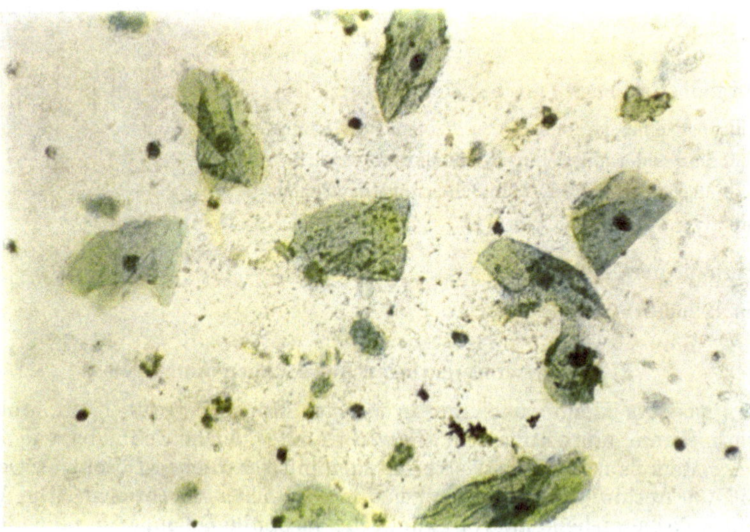

Abb. 17 und 18 kennzeichnen verschiedene Zellausstrichbilder, die von Frauen während der Gravidität entnommen wurden. Charakteristisch sind die „Navikularzellen" (480fache, unten 400fache Vergrößerung)

d) Mittlerer Follikelhormonmangel

Die Ausstrichbilder zeigen zu ungefähr gleichen Teilen basophile karyopyknotische Zellen und Intermediärzellen. Darunter finden sich noch Zellen mit abgerundetem Protoplasma und großem Kern. Diese sind den Parabasalzellen ähnlich. Der voluminöse Kern weist Zeichen der Degeneration auf, die eine Folge des zunehmenden Follikelhormonmangels ist. Sehr zahlreich sind in dieser Phase die Leukozyten (Abb. 21, 22, 23).

e) Fortgeschrittene Menopause

In der Phase der starken Follikelhormon-Insuffizienz fehlen die Superfizialzellen fast völlig. Das Ausstrichbild wird durch Intermediär- und Parabasalzellen und durch sehr viele Leukozyten beherrscht (Abb. 24, 25).

f) Adrogen Typ

Diese Phase der Menopause ist durch Intermediär- und Parabasalzellen gekennzeichnet. Sie sind ausschließlich basophil gefärbt, ihr Kern ist regelmäßig geformt und von einem feinen Chromatinnetz durchzogen. Glykogen ist in den Zellen nicht nachweisbar. Leukozyten sind selten.

g) Die atrophische Phase

Die Zellen, die in dieser Phase das Bild beherrschen, stammen aus der Basal- und Parabasalschicht. Ihre Kerne sind groß. Das Protoplasma färbt sich meistens basophil, aber auch azidophil gefärbte Zellen werden beobachtet. Nicht selten sind Zeichen der Degeneration an den Zellen festzustellen. Leukozyten sind zahlreich (Abb. 27, 28).

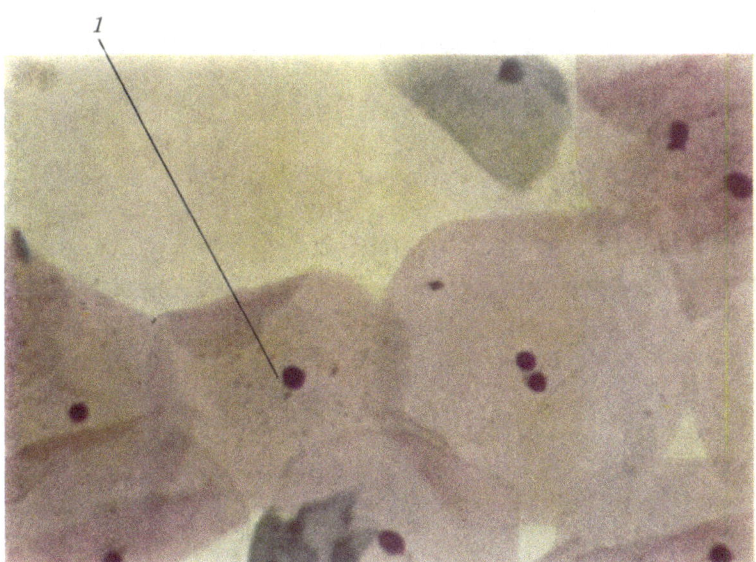

Abb. 19. Vaginalausstrichbild von einer Frau, seit einem Jahr in der Menopause; hohe Proliferation und pyknotische Kerne (640fache Vergrößerung)

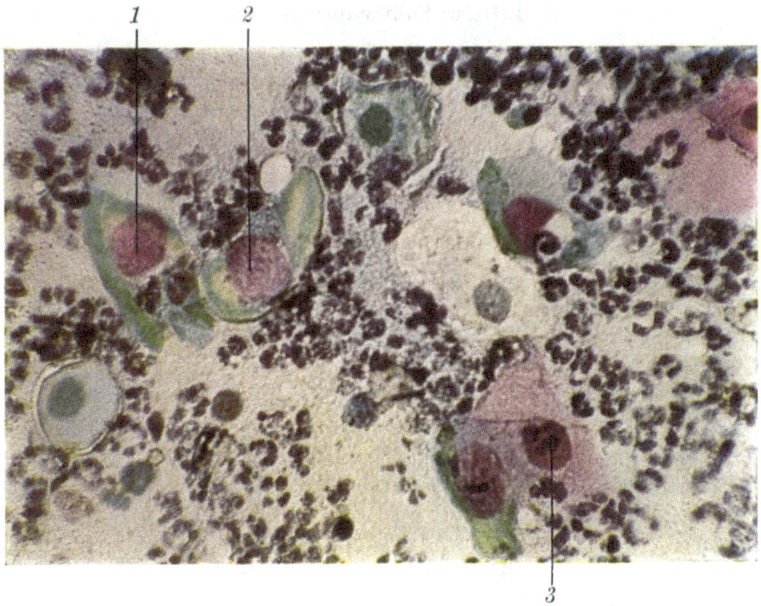

Abb. 20. Ausstrichbild aus der mittleren Menopause. Gruppe von Parabasal- *1* und Intermediärzellen *2* und von Zellen aus der tiefen Superfizialschicht *3*. Sehr zahlreich sind die Leukozyten, sie sprechen für entzündliche Vorgänge an der Vaginalschleimhaut (560fache Vergrößerung)

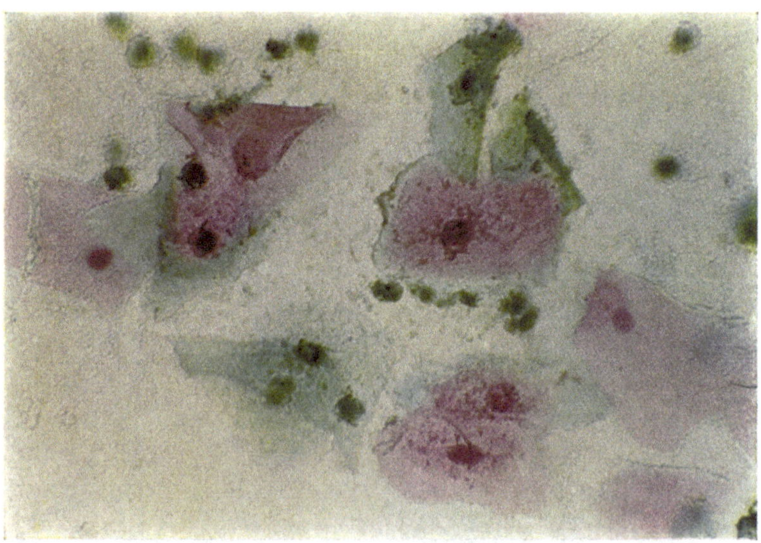

Abb. 21. Mittlere Menopause. Der Ausstrich weist vorwiegend Superfizialzellen, sowohl baso- als auch azidophile auf. Der Kern ist bläschenförmig (480fache Vergrößerung)

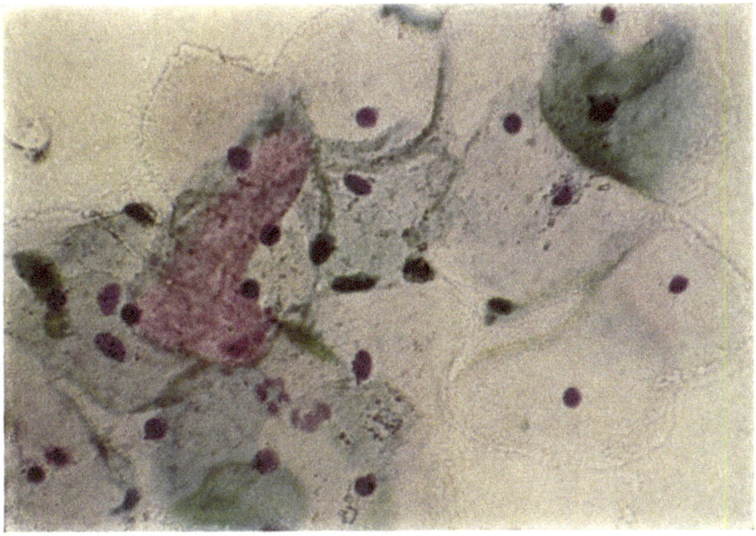

Abb. 22. Mittlere Menopause. Gruppe von Superfizialzellen mit pyknotischem Kern und großem, vorwiegend oval geformtem Protoplasmasaum. Noch erhebliche Östrogenwirkung vorhanden (480fache Vergrößerung)

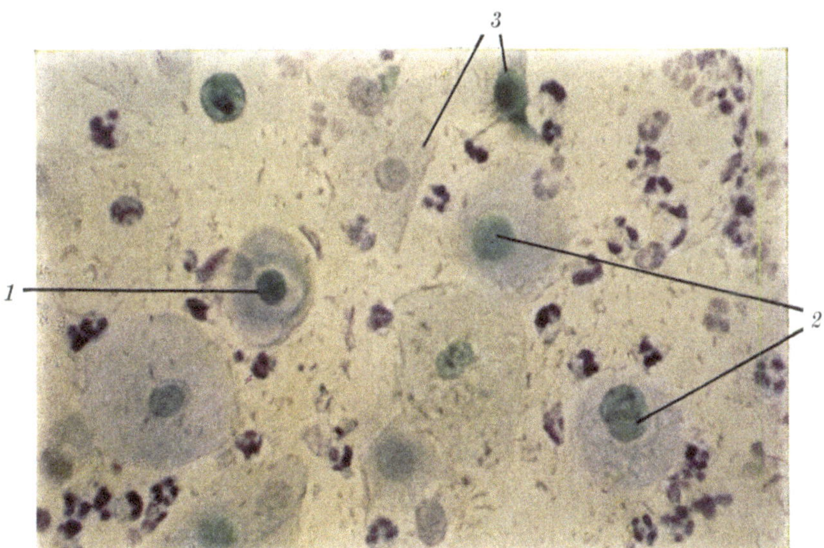

Abb. 23. Mittlere Menopause. Gruppe von Parabasal- und Intermediärzellen. Bei einer Parabasalzelle *1* ist deutlich ein heller Hof um den Kern zu erkennen, der als Ausdruck einer Degeneration anzusehen ist. Bei *2* handelt es sich ebenfalls um Parabasalzellen und bei *3* um Intermediärzellen (480fache Vergrößerung)

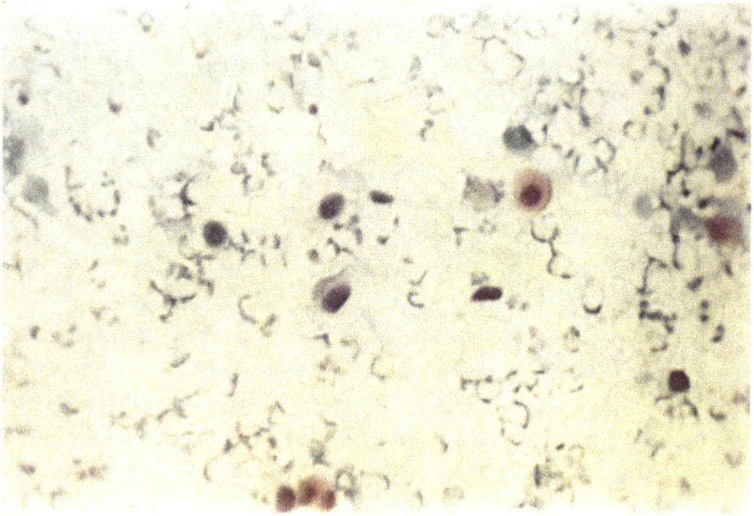

Abb. 24. Fortgeschrittene Menopause. Basal- und Parabasalzellen besonders kleinen Typs, die sich z. T. azidophil anfärben (480fache Vergrößerung)

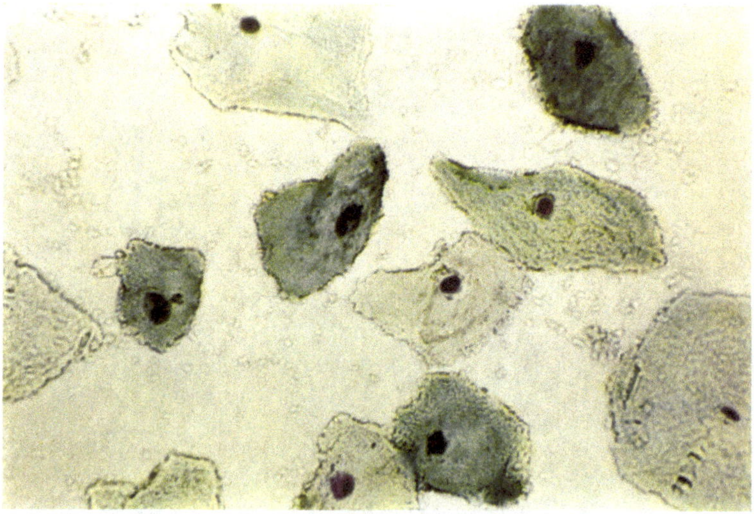

Abb. 25. Androgenzelltyp. Die Färbung der Zellen ist meistens basophil. Es sind vorwiegend Intermediärzellen (480fache Vergrößerung)

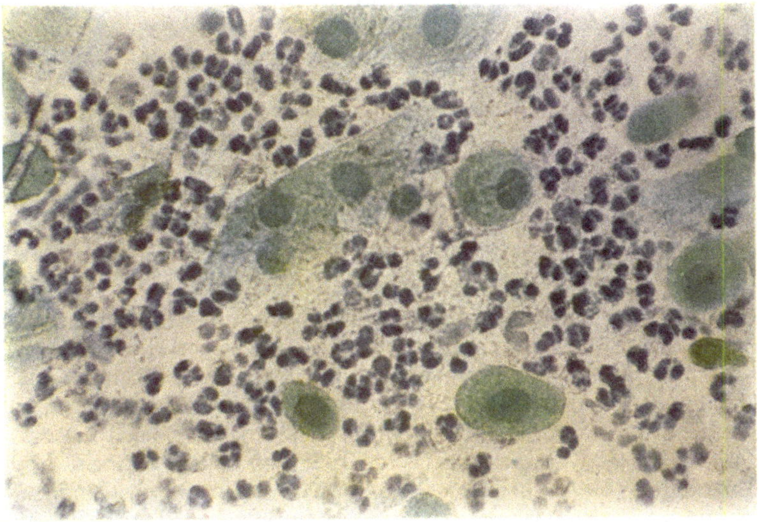

Abb. 26. Fortgeschrittene Menopause. Der Zellausstrich zeigt Basal- und Parabasalzellen und sehr viel Leukozyten (480fache Vergrößerung)

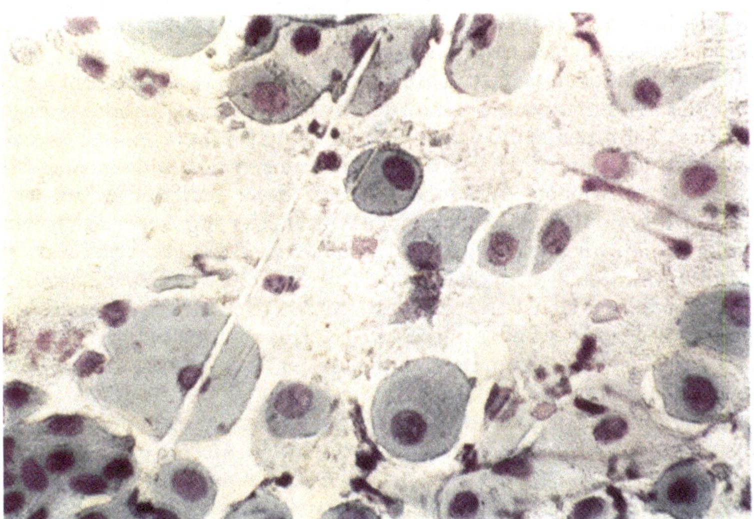

Abb. 27. Atrophischer Zelltyp. Es handelt sich vorwiegend um Basal- und Parabasalzellen, die sich nur schwach basophil angefärbt haben (480fache Vergrößerung)

G. Entzündung

Wie schon anfangs gesagt, kommt es auch bei entzündlichen Affektionen der Vagina zu Veränderungen im Zellbild. Es treten vorwiegend degenerative Veränderungen auf, die sich in Vakuolisation des Protoplasmas oder in Kernveränderungen, wie Karyorhexis, Mehrkernigkeit oder abnorme Vergrößerung des Kerns äußern können, so daß der Verdacht des Vorliegens einer Neoplasie entstehen kann. Da aber eine wesentliche Verschiebung der Zellkern-Plasma-Relation zugunsten des Kerns im allgemeinen nicht zu beobachten ist und das Zellbild bei der Betrachtung des gesamten Ausstrichs doch recht gleichförmig erscheint, ist meist bei einer gewissen Erfahrung des Untersuchers der Ausschluß der Malignität möglich.

Auf Grund dieser Veränderungen an den Zellen bei der Entzündung erhebt sich die Frage, ob die Entzündung ein Vorstadium der Krebs-Entwicklung darstellt. Anscheinend bestehen gewisse Beziehungen. So fanden *Murphy* und *Herbut* bei 24% der Erstgebärenden und bei 61% der Mehrgebärenden Entzündungen am Gebärmutterhals. In Anbetracht dessen, daß sich bei Mehrgebärenden 16mal häufiger als bei Erstgebärenden ein Karzinom am Collum uteri entwickelt, entsteht der Eindruck, daß die Entzündung ein präkanzeröses Stadium darstellt. Da aber andererseits Entzündungen an der Portio oder der Cervix uteri verhältnismäßig häufig sind, und im Verhältnis dazu das Karzinom selten ist, muß vielmehr angenommen werden, daß noch zusätzlich ein weiterer Faktor vorhanden sein muß, so daß es schließlich von den chronisch-entzündlichen Veränderungen zum malignen Wachstum des Gewebes kommt.

Besonders bei Portioerosionen und Zervikalpolypen werden in den Ausstrichen Zellen gefunden, bei denen eine gewisse Anisonukleose, Anisozytose, Hyperchromasie, Dopplung und Lappung des Kerns vorliegen. Diese Kernanomalien sind häufig sehr schwer zu beurteilen, und man ist leicht geneigt, an das Vorliegen einer Neoplasie zu denken. Bei fortlaufenden Kontroll-Abstrichen dieser Frauen kommt es bei einem Teil dieser Fälle wieder zu einer Normalisierung des Zellausstrichbildes. *Papanicolaou* bezeichnet diese Zelltypen als „Dyskariosezellen“ und nimmt an, daß es sich um Zellen handelt, die von gutartigen Epithelveränderungen abstammen und früher oder später wieder verschwinden. Wir möchten uns dieser Auffassung nur bedingt anschließen. Gewiß kommt es häufig zu einer Normalisierung dieser Zellbilder, aber in einigen Fällen haben wir auch beobachtet, daß solche Zellbilder von einem präkanzerösen Epithel stammten. Wir haben über 1 bis 5 Jahre 371 Frauen beobachtet, bei denen der Ausstrich zunächst „verdächtig“ schien. Schließlich blieben hiervon die Ausstriche von 50 Frauen ständig „verdächtig“. Histologisch handelte es sich anfangs um belanglose Wucherungsvorgänge, um eine einfache Hypertrophie des basalen Plattenepithels, also um Erscheinungen, wie sie durch entzündliche Reize hervorgerufen werden können. In einer Beobachtungszeit bis zu 5 Jahren konnte schließlich in allen 50 Fällen ein Neoplasma verifiziert werden. *v. Albertini* und Mitarbeiter sind der Auffassung, daß es sich bei vielen gutartig erscheinenden Epithelproliferationen um latente Krebsvorstadien handelt. *Galvin* und *Te Linde* konnten nachweisen, daß in solchen Fällen von den ersten klinischen Erscheinungen bis zur Manifestation des Neoplasmas bis zu 10 Jahren vergehen können. Da aber das zytologische Bild sowohl bei den zur Rückbildung neigenden als auch bei den zum Karzinom sich entwickelnden Epithelveränderungen, wie *Reagan* zeigen konnte, gleich ist, müssen deshalb diese Fälle in ständiger Beobachtung bleiben, bis zytologisch kein Anhalt mehr für das Vorliegen einer Neoplasie besteht (Abb. 30, 31).

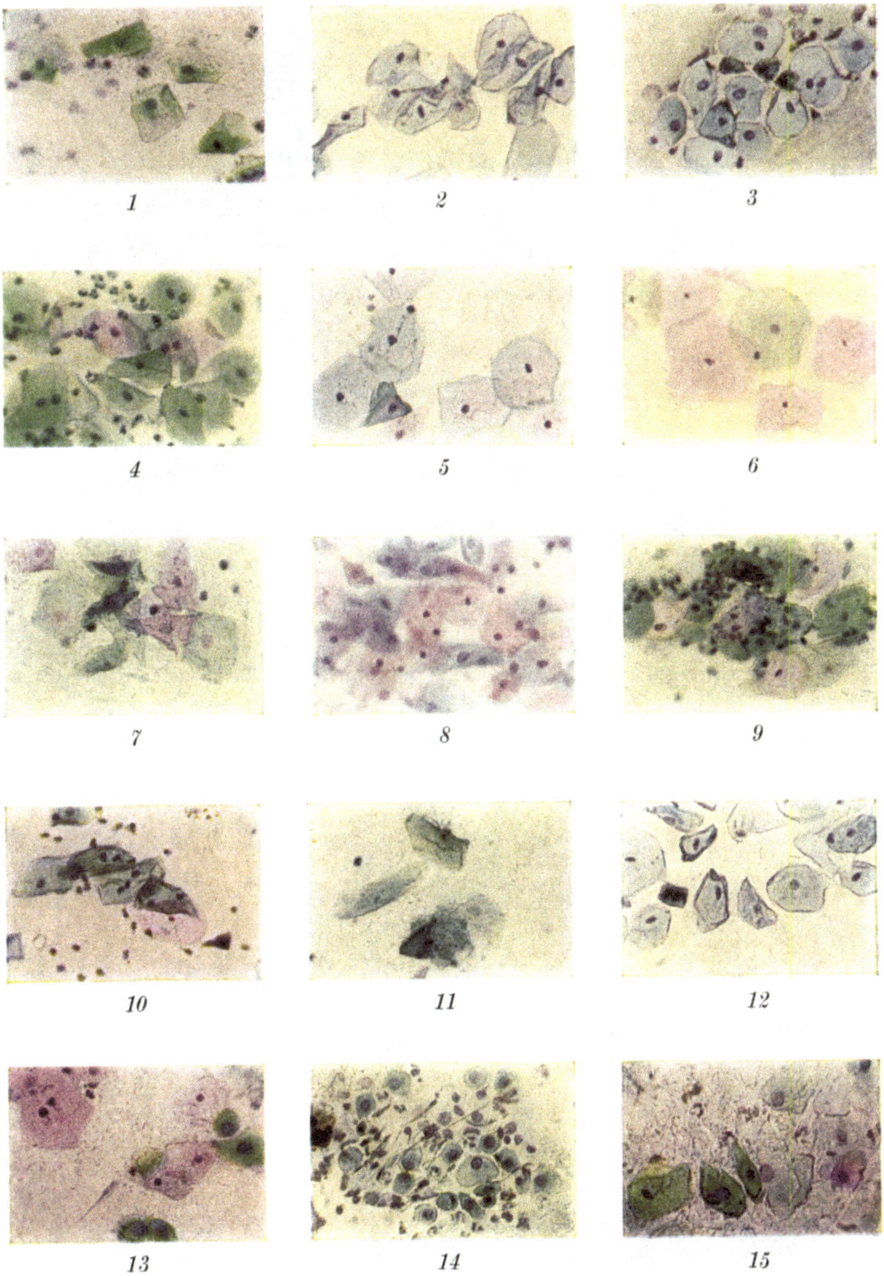

Abb. 28

1 bis *3* zeigt Ausstrichbilder von Neugeborenen. *1.* vom 2. Tag, *2.* vom 6. Tag und *3.* vom 10. Tag nach der Geburt. Die Bilder *4* bis *9* zeigen Ausstriche aus dem Zyklus einer normal menstruierenden Frau; *4.* Menstruationsphase, *5.* Präovulationsphase, *6.* Ovulationsphase, *7.* Postovulationsphase, *8.* Sekretionsphase, *9.* Prämenstruationsphase. Die Bilder *10* bis *12* zeigen Ausstriche aus der Gravidität, *13* bis *15* aus der Menopause

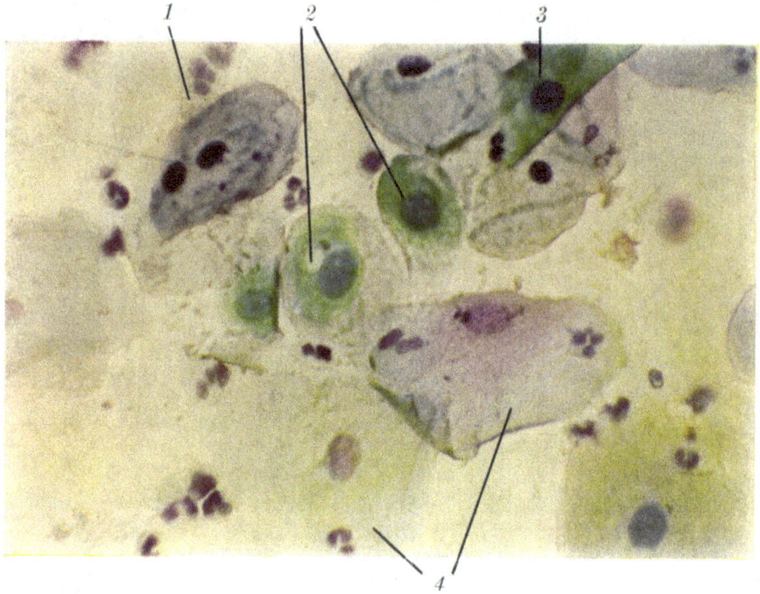

Abb. 29. Gruppe von irregulären Superfizial- und Parabasalzellen
1 Superfizialzelle mit hellem Hof um den Kern, *2* Parabasalzellen mit Vakuolen im Protoplasma. Die Veränderungen bei *1* und *2* müssen als durch die Entzündung hervorgerufene degenerative Prozesse betrachtet werden. *3* Intermediärzellen, *4* tiefe Superfizialzellen (480fache Vergrößerung)

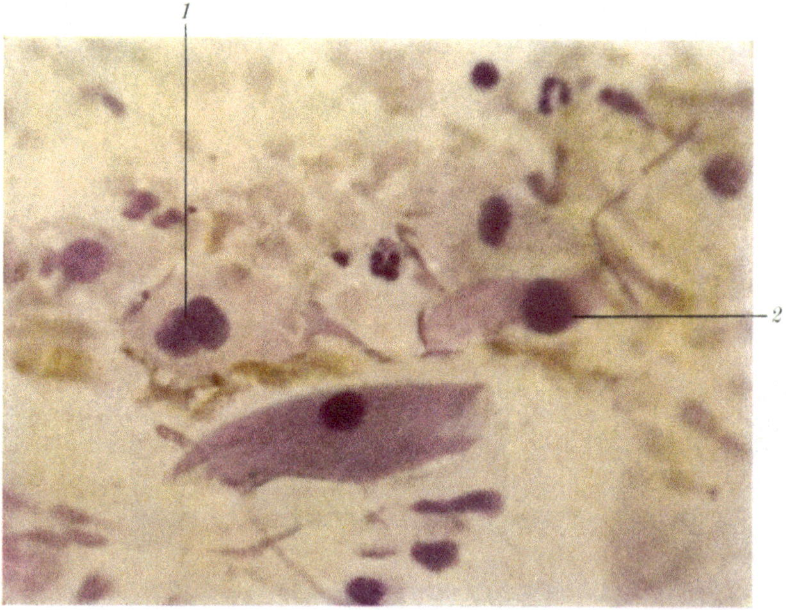

Abb. 30. Gruppe von irregulären Superfizial- und Intermediärzellen. Sie zeigen allgemein eine Vergrößerung des Kerns mit einem gewissen Grad von Veränderung ihrer Form und Größe. *1* zeigt einen mehrfach gelappten Kern, Zelle *2* weist ein ausgezogenes Protoplasma und einen wulstigen Kern auf. Die Chromatingranula im Kern scheinen verschwunden zu sein. Typisch für die Entzündung ist die Pseudoazidophylie (480fache Vergrößerung)

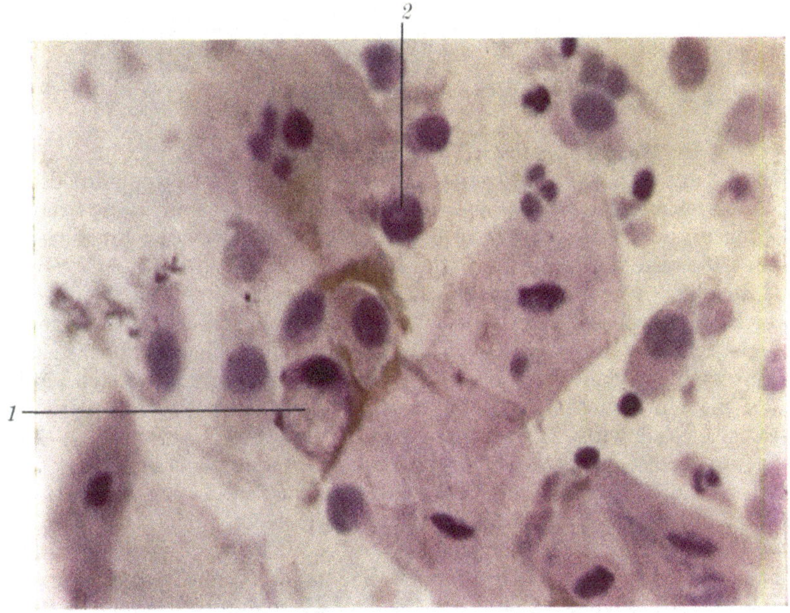

Abb. 31. Gruppe von Superfizial-, Intermediär- und Parabasalzellen. Das Protoplasma von *1* zeigt eine erhebliche Vakuolisation. Der Kern ist nach außen gedrängt und hyperchromatisch. Der Kern von *2* weist Aufhellungen auf. Diese Veränderungen müssen als eine durch Entzündung hervorgerufene Degeneration gedeutet werden (480fache Vergrößerung)

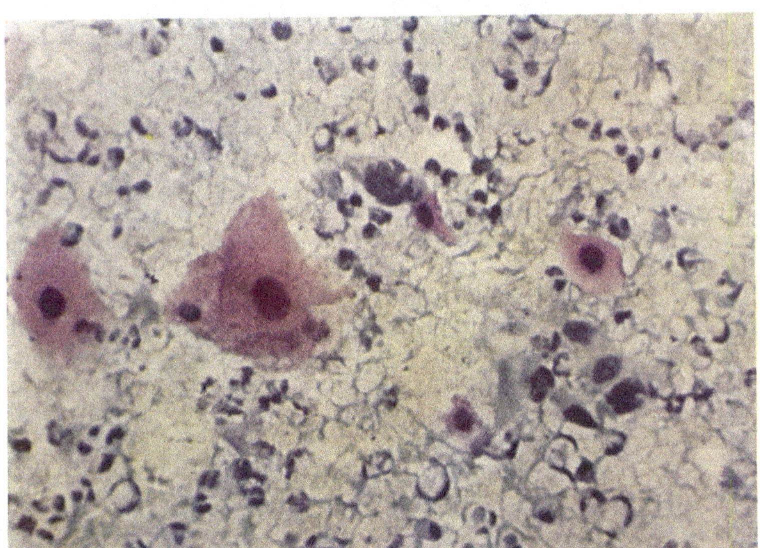

Abb. 32. Entzündung. Gruppe von Superfizial-, Basal- und Parabasalzellen, wobei die Kerne der Basal- und Parabasalzellen irregulär und z. T. vergrößert sind (480fache Vergrößerung)

H. Karzinom

a) Vorbemerkungen

Als *Virchow* mit seinem grundlegenden Werk „Omnis cellula e cellula“ darauf hinwies, daß das menschliche Organsystem sich aus Zellen aufbaut, wurde damit auch auf die Bedeutung der einzelnen Zelle bei krankhaften Zuständen hingewiesen. Von besonderem Interesse waren die Veränderungen an der einzelnen Zelle beim neoplastischen Geschehen. Da es aber zytologisch zunächst nicht gelang, Kennzeichen zu finden, welche die Krebszelle eindeutig von der Nichtkrebszelle unterschieden, und die histologische Beurteilung eine größere diagnostische Sicherheit bot, beschäftigte man sich mit zytologischen Fragen vorerst wenig. Man beschränkte sich hierbei vorwiegend auf die Untersuchung von Körperflüssigkeiten bei Verdacht auf Vorliegen einer bösartigen Geschwulst (*Donaldson* 1853, *Beale* 1860, *Sanders* 1864). Auch eine im Jahre 1928 veröffentlichte Arbeit von *Babes* über das gleiche Thema fand keine Beachtung. Größere Bedeutung bekam die Zytologie für die Diagnostik bösartiger Tumoren erst durch die Publikationen von *Papanicolaou* (1928) und *Papanicolaou* und *Traut* (1943). Nach der Veröffentlichung von *Papanicolaou* im Jahre 1943 wurde aus verschiedenen Ländern über die Bedeutung und Leistungsfähigkeit der Zytodiagnostik in der Gynäkologie berichtet. In Deutschland gab zuerst *Igel* im Jahre 1947 seine Erfahrungen bekannt. Wenn er auch damals auf heftige Ablehnung, besonders von Seiten der Pathologen stieß, so wurden trotzdem mehrere Gynäkologen dadurch angeregt, diese Methode zu überprüfen. Auf dem deutschen Gynäkologen-Kongreß in Karlsruhe (1949) konnte *Limburg* bereits über gute Ergebnisse berichten. Die positiven Ergebnisse der zytologischen Diagnostik bei Uteruskarzinomen wurden später von zahlreichen Untersuchern bestätigt (*Cramer*, *Navratil*, *Stoll*, *Zinser*, *Runge*, *Besserer*, *Claus*, *Claus* und *v. Appen*, *Darup*, *Napp* und *Siegel*, *Grünberger*, *Huber* und *Besserer*, *Langreder*, *Vöge* und *Haselmann*, *Schopohl* und *Igel*, *Stemmer*, *Stoll* und *Franke*, *Stoll*, *Riehm* und *Bach*, *Zinser*, *Wied*).

Wie wir inzwischen erfahren haben, kommt es bei neoplastischer Entartung von Geweben zu einer erhöhten Desquamation von Tumorzellen, dadurch werden sie auch in Sekreten und Körpersäften nachweisbar. Da das Maß der Abschilferung anscheinend jedoch nicht von der Größe des Tumors und vom Grade der Invasion, vielmehr von der verschiedenen Art des Neoplasmas abhängt, wird dadurch die Treffsicherheit bestimmt. Zum Beispiel ist bei den Plattenepithelkarzinomen die Abschilferung wesentlich ausgeprägter als bei den Korpuskarzinomen. Aus diesem Grunde werden auch bei den Plattenepithelkarzinomen bessere Ergebnisse als bei den Adenokarzinomen erzielt. Auf Grund der Tatsache, daß auch präklinische Karzinome der portio vaginalis uteri bereits eine starke Desquamation haben, so daß auch hierbei schon Neoplasmazellen in den Ausstrichen nachgewiesen werden können, hat die Zytodiagnostik vor allem als Methode der Krebssuche eine besondere Bedeutung erlangt.

b) Kennzeichen der Malignität

Da die meisten Kollumkarzinome von der Plattenepithel-Zylinderepithelgrenze des äußeren Muttermundes ihren Ausgang nehmen, ist für die Sekretentnahme besonders die Methode von *Ayre* angebracht. Die Aussicht, selbst ein sehr kleines Karzinom zu erfassen, ist bisher mit der „Scrapping“-Methode am größten.

Im Gegensatz zur histologischen Untersuchung, bei der das Verhalten eines Zellverbandes zu seiner Umgebung beurteilt wird, stützt sich die zytologische Diagnostik auf Veränderungen an den einzelnen Zellen selbst. Wenngleich es bisher noch kein einheitliches spezifisches Merkmal der Karzinomzelle gibt, so ist es — bei entsprechender Erfahrung — doch möglich, durch vergleichende Betrachtung der Zellen untereinander, zumindest den Verdacht zu erhalten, daß bestimmte Zellen malignen Ursprungs sind. Allerdings wird man bei Vorliegen nur einer einzigen oder nur einzelner verdächtiger Zellen mit der Diagnose Neoplasie sehr zurückhaltend sein müssen. Eine einigermaßen zuverlässige Diagnose ist nur aus dem Gesamtbild des Zellausstrichs und aus der Gesamtheit der verschiedenen Kriterien der Malignität möglich.

Folgende Merkmale sprechen für eine neoplastische Entwicklung der Zelle:

1. Die Verschiebung der Kern-Plasmarelation zugunsten des Kernes

Häufig ist hierbei der Kern nur von einem schmalen Protoplasmasaum umgeben. Während bei der Nichtkrebszelle Kerngröße und Protoplasmasaum durch ein bestimmtes Verhältnis gekennzeichnet sind, wird bei der Neoplasmazelle diese Gesetzmäßigkeit durchbrochen. Die Kerne vergrößern sich und in extremen Fällen können monströse Kernbildungen entstehen. Bisweilen sind sie 10mal größer als die Mutterzelle. Aber nicht selten sind auch die Kerne von Neoplasmazellen nur wenig größer als die von Nichtkrebszellen. Während die Zellen mit großem Kern als zugrundegehende Blastomzellen anzusehen sind, befinden sich die Tumorzellen mit kleinem Kern im Besitz ihrer vollen Tumorpotenz.

2. Anisonukleose

Anisonukleose ist ein weiteres und sehr wesentliches Kennzeichen für die Tumorzellen. Infolge der verschiedenen, ungleichen Größe der Zellkerne von Tumorzellen sehen nicht nur das allgemeine Zellbild — im Gegensatz zu dem gleichförmigen normaler Zellen — insgesamt uneinheitlicher, sondern auch die Tumorzellen untereinander anders aus. Daher ist es notwendig, stets den ganzen Ausstrich durchzumustern, um durch vergleichende Betrachtung den Unterschied zu erfassen.

3. Die Kernpolymorphie

Steht allgemein bei normalen Zellen die Kernform in einem gewissen Verhältnis zur Zellform, so beobachtet man im Gegensatz dazu bei Krebszellen bizarre Kernformen, wie polygonal, länglich und keulenförmig gebildete oder spindlig ausgezogene Kerne bei regelmäßig gebildetem Protoplasma. Einkerbungen, abnorme Lappung und bizarre Deformierungen kennzeichnen außerdem den Kern der Blastomzelle.

4. Chromasie des Kerns

Im allgemeinen sind die Kerne von Neoplasmazellen hyperchromatisch, d. h. die Färbintensität der Geschwulstzellen ist stärker als die normaler Zellen. Nach *Gentsch* färben sich z. B. Karzinomzellen mehr als doppelt so schnell an wie normale Zellen. Die Kerne können tief dunkelbraun bis schwarz erscheinen. Ihr Chromatin ist ungleichmäßig verteilt, oft verklumpt und häufig auch an der Kernmembran gelegen, so daß sie verdickt erscheint. Gelegentlich kann man auch Zellen mit sehr blassem Kern, in dem nur vereinzelt Chromatingranula zu finden sind, beobachten. Zellen mit sehr großem blassen Kern stammen meistens von schnell wachsenden Karzinomen.

5. Die Kernkörperchenrelation

Sie ist bei Geschwulstzellen deutlich zugunsten der Kernkörperchen verschoben, die häufig als dicke Klumpen im Kern hervortreten und dunkler gefärbt sind als die übrige Kernsubstanz, so daß sie als braunschwarze Klekse imponieren. Nach *Quensel* vergrößern sich beim Karzinom die Kernkörperchen um das 6- bis 9fache. Nicht selten sind die Kernkörperchen multipel vorhanden und ihre Anzahl steigt auf 9 bis 14 an. Große Kernkörperchen deuten auf eine intensive Proteinsynthese und einen reichen Gehalt an Ribunukleinsäure und Histonen hin (Abb. 33).

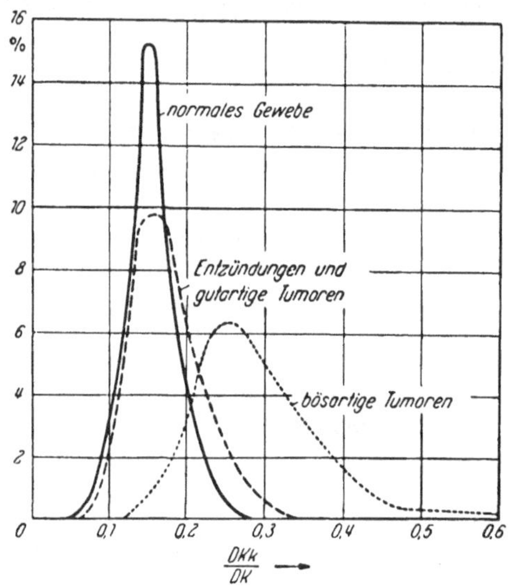

Abb. 33. Kernkörperchen-Relation bei verschiedenen Zuständen (*Langenbeck Archiv*, 266, 53)

6. Die Mitosen

Während sie im histologischen Schnitt für die Neoplasmadiagnostik von besonderer Bedeutung sind, kommt ihnen im zytologischen Ausstrich nicht die gleiche Bedeutung zu. Zunächst sind sie im Ausstrich nur selten zu finden, und dann läßt sich aus dem Vorhandensein von Mitosen nur bedingt auf eine neoplastische Entwicklung schließen, da Mitosen auch bei chronischen Entzündungsprozessen auftreten können. Aber dennoch sollte vermehrtes Auftreten von Mitosen den Untersucher zu erhöhter Achtsamkeit veranlassen, um nach weiteren Kriterien zu suchen, die auf das Vorliegen einer Neoplasie hinweisen. Teilungsstadien an exfoliierten Zellen sind wohl deshalb seltener zu sehen, weil der Zeitraum der Teilungsphase kürzer ist und die exfoliierten Zellen meistens keine Teilungstendenz mehr haben.

7. Mehrkernigkeit

Mehrkernigkeit an Zellen im zytologischen Ausstrich ist nicht selten und sowohl bei normalen als auch bei neoplastischen Zellen zu beobachten. Von Bedeutung für die Krebsdiagnostik ist diese Besonderheit nur dann, wenn die Kerne atypische Gestalt haben.

8. Protoplasma-Veränderungen

Protoplasma-Veränderungen bei Blastomzellen können zwar sehr mannigfaltig sein, sie sind aber nicht so charakteristisch, daß sie zur Beurteilung von wesentlicher Bedeutung wären. Häufig ist das Protoplasma gekörnt und vakuolisiert. Wenngleich Vakuolisation im Protoplasma bei Tumorzellen recht häufig, so ist sie dennoch kein typisches Charakteristikum der Tumorzelle, denn auch bei chronischen Entzündungen in der Vagina kommt es zu einer ausgeprägten Vakuolisation, so daß anzunehmen ist, daß auch die beim Karzinom zu beobachtende Vakuolisation vorwiegend durch die begleitende Entzündung hervorgerufen ist.

Zusammenfassend kann bisher gesagt werden, daß das Ausstrichbild beim Krebs durch Vielgestaltigkeit der im Blickfeld zu findenden Zellen charakterisiert ist. Und wenn dabei auch eine einzelne Zelle als sehr karzinomverdächtig erscheinen kann, wäre es dennoch eine Überforderung der Methode, wenn versucht würde, damit eine endgültige Diagnose zu stellen. Da außerdem das Karzinom stets von Entzündungsprozessen begleitet ist, werden in den Ausstrichen auch Leukozyten, Lymphozyten und Histiozyten in verschiedener Anzahl gefunden. Das Vorhandensein dieser Elemente muß deshalb Anlaß sein, einen Ausstrich sehr gründlich durchzusehen.

Erschwert wird häufig die Diagnostik durch das reichliche Vorhandensein von Erythrozyten, so daß anscheinend das Präparat nur Erythrozyten enthält. Dennoch müssen auch diese Ausstriche sehr gründlich betrachtet werden, um die trotzdem dabei vereinzelt vorhanden sein könnenden Neoplasmazellen nicht zu übersehen (Abb. 34).

c) Kollumkarzinom

Eine besondere Bedeutung hat der Zellausstrich für die Diagnostik der Kollumkarzinome erlangt. Hierbei handelt es sich vorwiegend um Plattenepithelkarzinome, von denen sich nach einer etwas schematischen Aufteilung von *Papanicolaou* und *Traut* — um eine gewisse Übersicht zu schaffen — die zwei folgenden Zelltypen unterscheiden lassen.

1. Die **undifferenzierten atypischen Zellen,** deren Vorhandensein das Zellbild verhältnismäßig einheitlich aussehen lassen. Es sind Zellen mit kleinen, rundlichen oder ovalen, meistens hyperchromatischen Kernen und deutlichen Nukleolen. Aber auch hellere Kerne mit bröckliger Chromatinsubstanz sind nachweisbar. Sie treten dann meist in Gruppen auf (Abb. 32).

2. Die **differenzierten atypischen Zellen** sind vielgestaltiger und deshalb leichter zu diagnostizieren. Ihre Kerne weisen mannigfache atypische Formen auf. Die verschiedenen Zellformen lassen sich in 3 Gruppen unterteilen:

a) Die stark ausgereiften Spindel- oder Faserzellen (Fibre cells). Sie sind für Karzinome nicht absolut charakteristisch, denn auch bei gutartigen Epithelmetaplasien kommen sie vor (Abb. 36).

b) Die sogenannten Kaulquappenzellen; Zelltypen mit einem großen, exzentrisch gelegenen Kern und einem ausgezogenen Protoplasma.

c) Zelltypen, die durch eine offensichtlich gestörte Kern-Plasma-Relation gekennzeichnet sind. Ihr Kern kann wuchtig und erheblich vergrößert sein, kann Lappungen und sonstige Deformierungen aufweisen, wobei das Protoplasma nicht vergrößert ist.

Die von *Papanicolaou* und *Traut* oben angeführte Einteilung der Karzinome in undifferenzierte und differenzierte atypische Zellen ist jedoch nicht immer durchführbar, da es zwischen den einzelnen Zelltypen fließende Übergänge gibt. Sie wurde wahrscheinlich vor allem deshalb vorgenommen, um eine Verbindung zum histologischen Bild herzustellen.

Normal

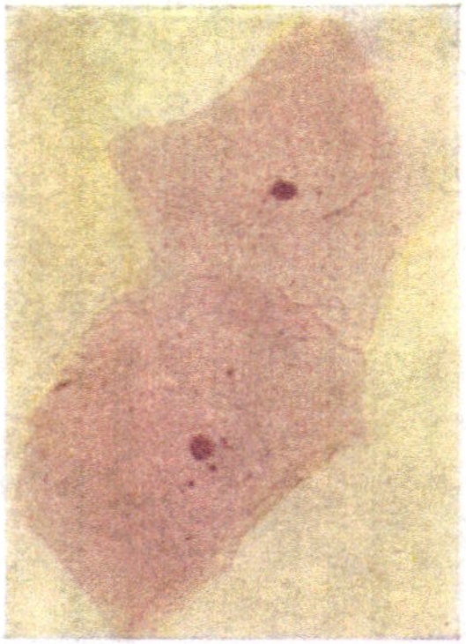

Karyopyknose (eosinophil)

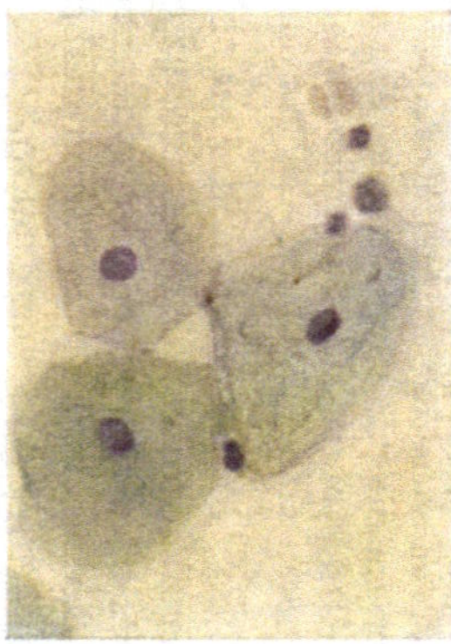

Karyopyknose (basophil)

OBER-
FLÄCHLICHE
SCHICHT

Entzündung

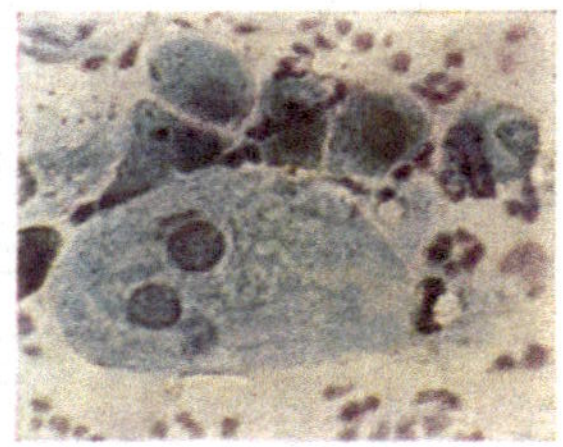

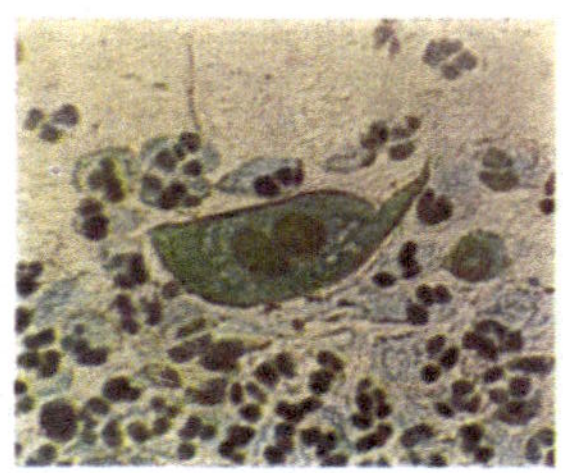

verdächtig

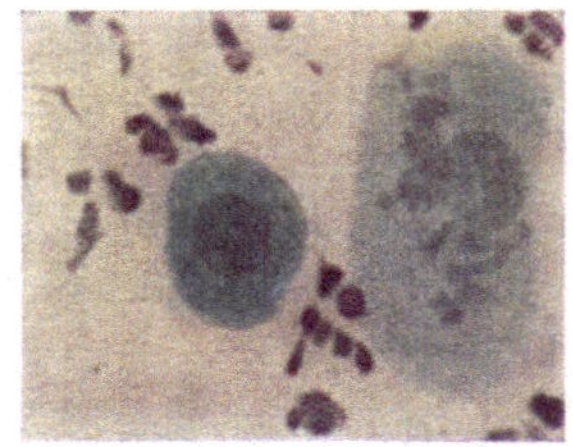

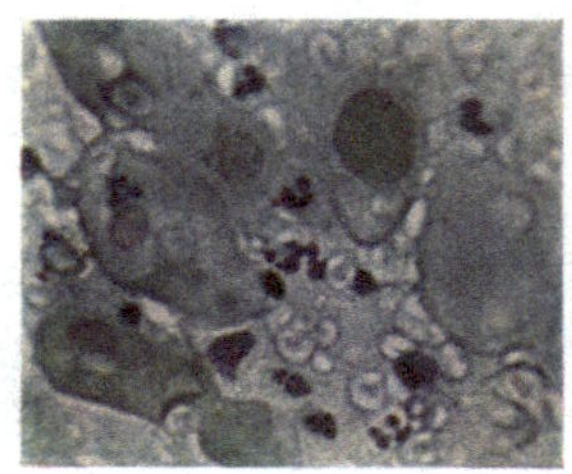

Plattenepithelkarzinom

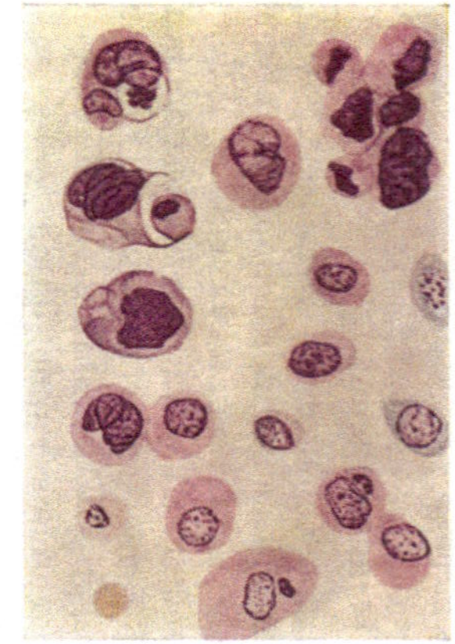

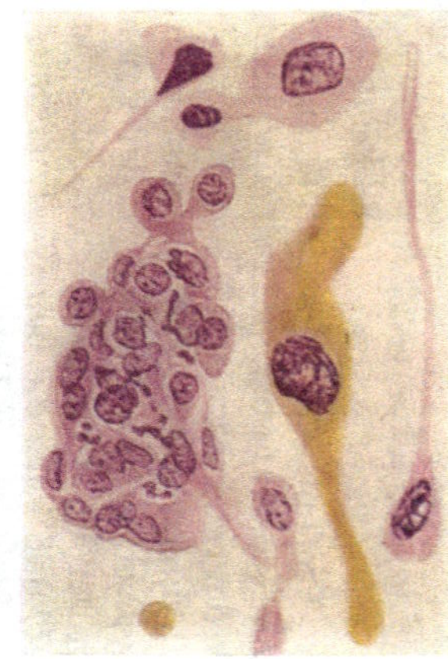

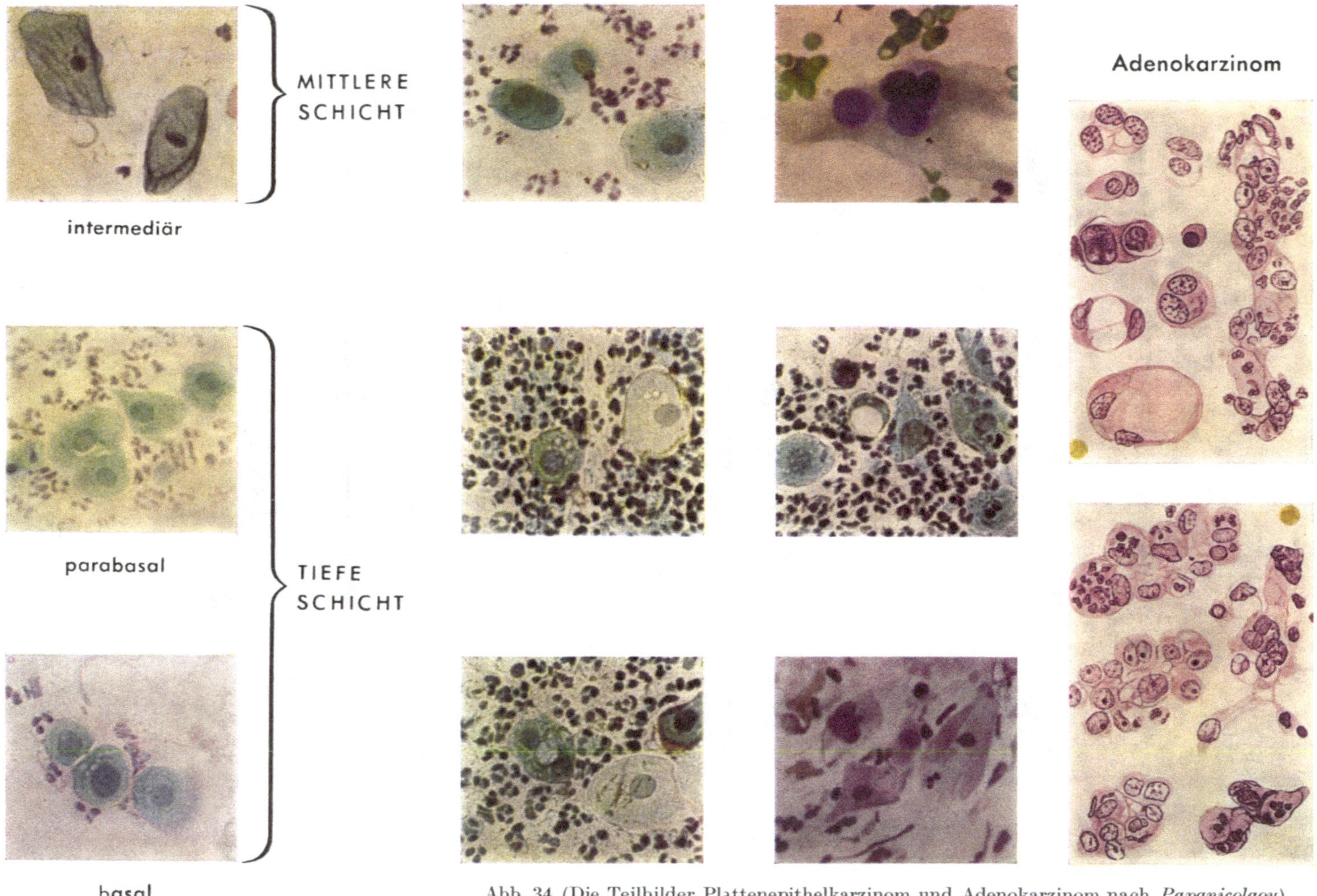

Abb. 34 (Die Teilbilder Plattenepithelkarzinom und Adenokarzinom nach *Papanicolaou*)

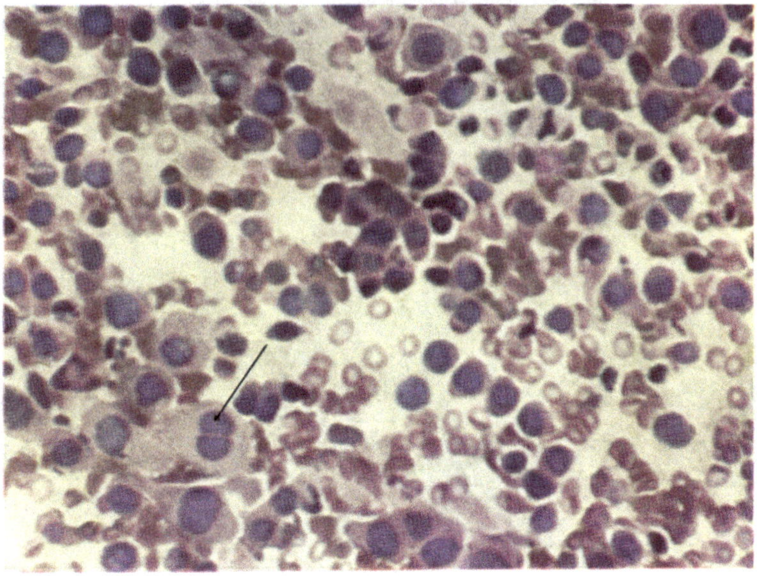

Abb. 35. Plattenepithelkarzinom. Demonstriert die verschiedensten Blastomzelltypen eines unausgereiften, kleinzelligen Karzinoms. Die meisten Zellen weisen einen hyperchromatischen Kern auf und sind von einem verhältnismäßig schmalen Protoplasmasaum umgeben. Der Pfeil macht auf eine Zelle mit Doppelkernbildung aufmerksam. Sie ist als Zeichen eines schnellen Wachstums anzusehen (400fache Vergrößerung)

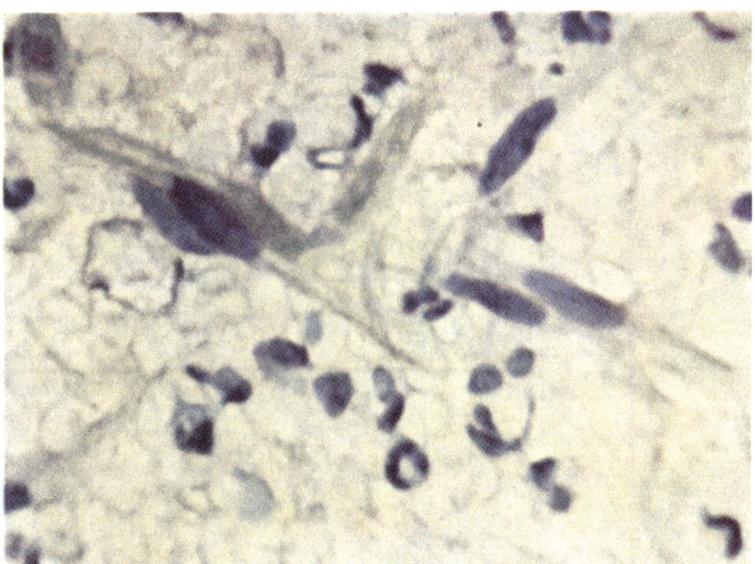

Abb. 36. Plattenepithelkarzinom. Gruppe von Faserzellen von einem verhornenden Plattenepithelkarzinom stammend (400fache Vergrößerung)

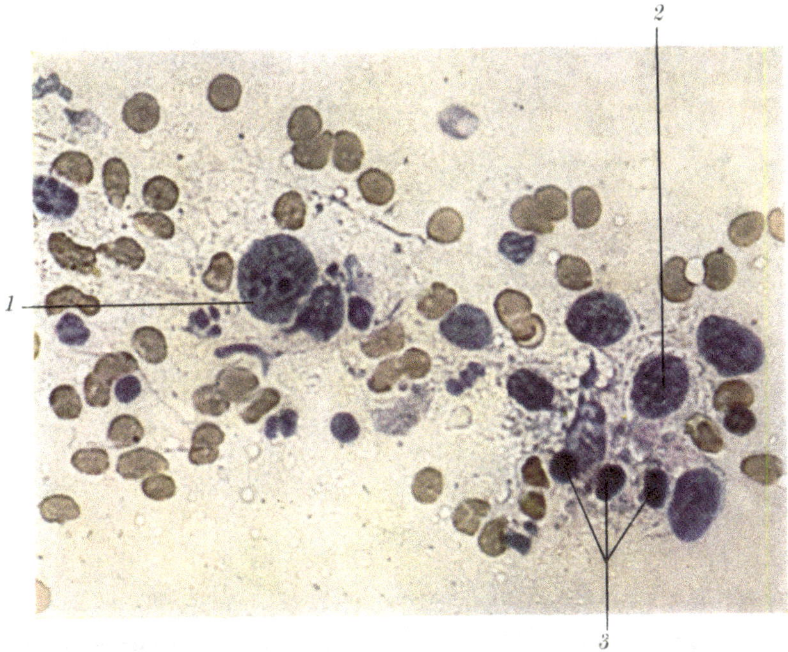

Abb. 37. Plattenepithelkarzinom. Bei *1* gut sichtbares und vergrößertes Kernkörperchen. Das Protoplasma bei *2* aufgelockert und granuliert, als Zeichen einer Degeneration. *3* Endozervixzellen mit hyperchromatischem, aber gleichförmigem Kern (450fache Vergrößerung)

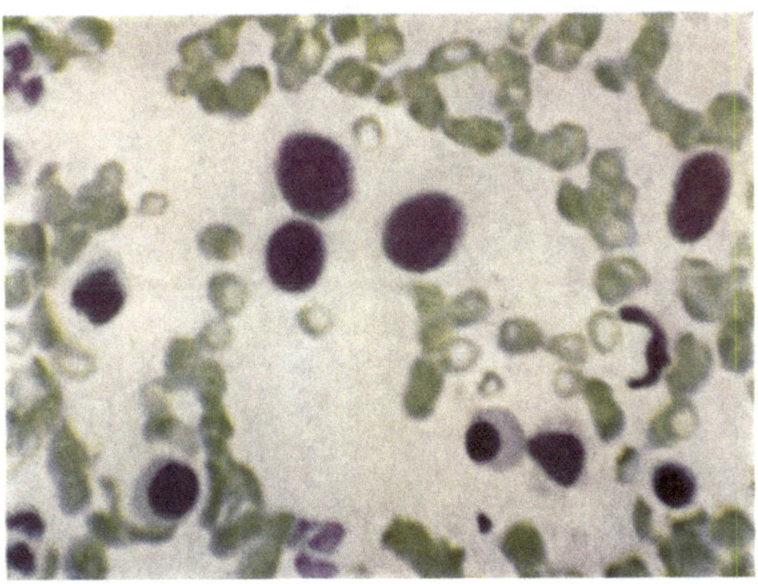

Abb. 38. Plattenepithelkarzinom. Gruppe von Krebszellen mit blassem, verhältnismäßig gleichförmig gebildetem Kern, z. T. ohne Protoplasma. Es handelte sich hierbei um ein unreifes, sehr schnell wachsendes Karzinom (400fache Vergrößerung)

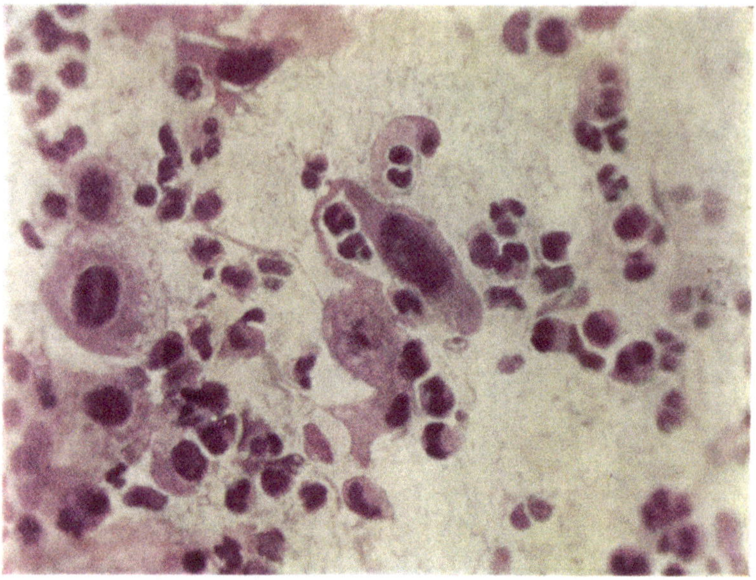

Abb. 39. Plattenepithelkarzinom. Zahlreiche Blastomzellen mit ausgeprägter Anisozytose und Anisonukleose (400fache Vergrößerung)

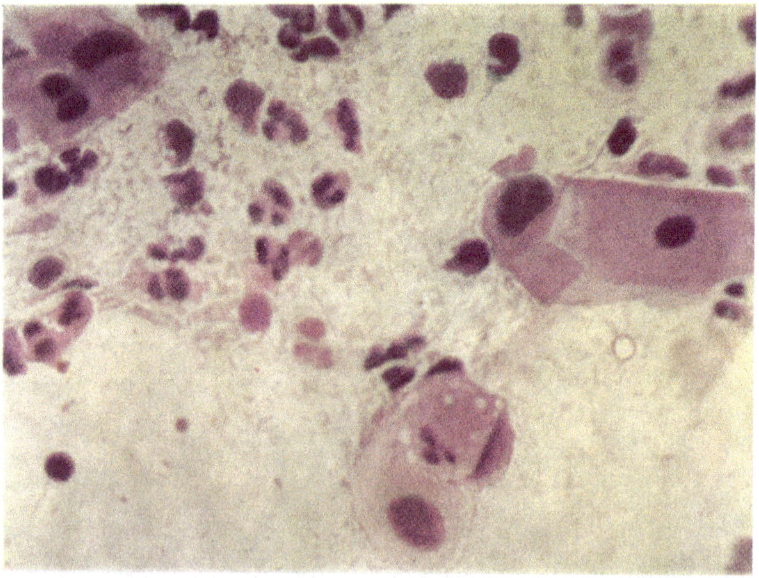

Abb. 40. Plattenepithelkarzinom. Verschiedene atypische Zellformen. Unten in der Mitte eine Zelle mit atypischer Mitose. Rechts außen eine normale Superfizialzelle (400fache Vergrößerung)

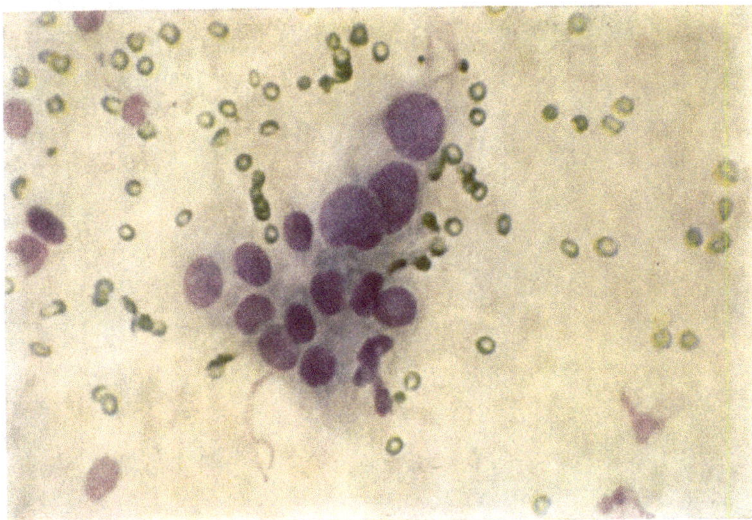

Abb. 41. Plattenepithelkarzinom. Ansammlung von Neoplasmazellen mit deutlich ausgeprägter Anisonukleose, z. T. ohne Protoplasma (400fache Vergrößerung)

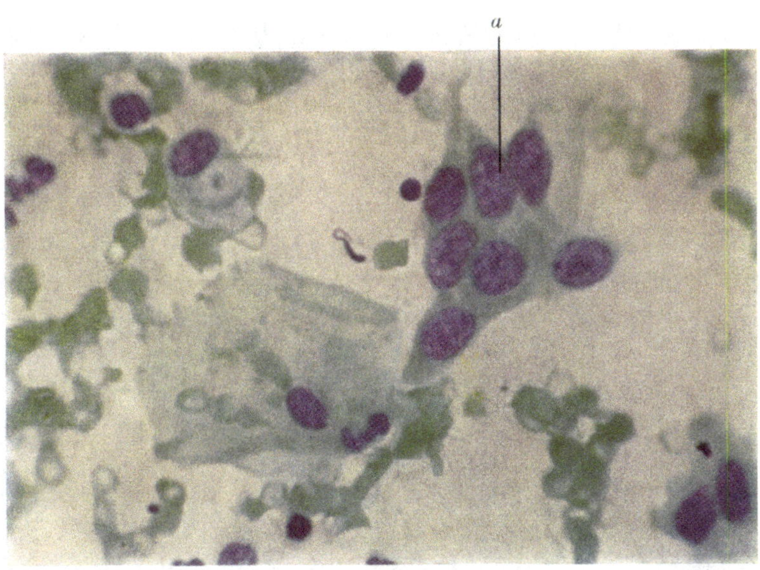

Abb. 42. Plattenepithelkarzinom. Neben einer normalen Superfizialzelle Ansammlung von Neoplasmazellen, deren Kerne verhältnismäßig gleichförmig sind *a* (vgl. mit Abb. 40) (400fache Vergrößerung)

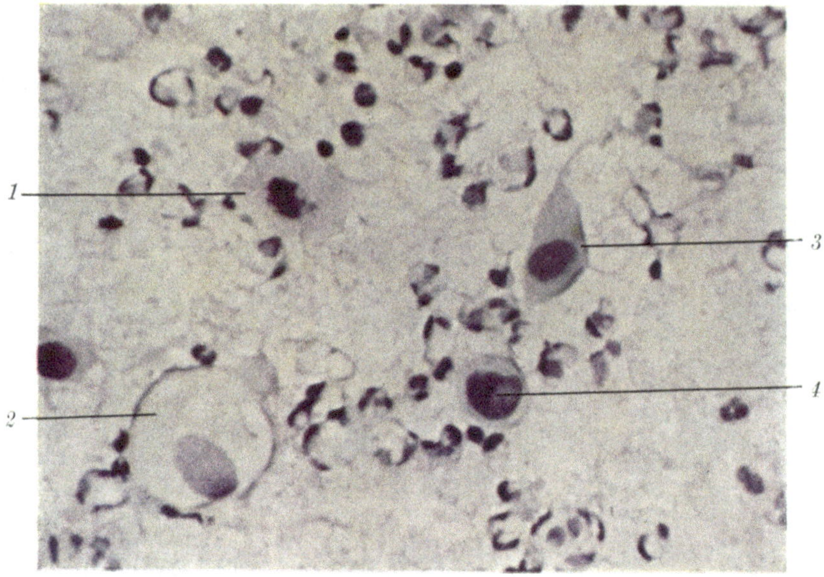

Abb. 43. Plattenepithelkarzinom. Es handelte sich um ein fortgeschrittenes Neoplasma mit tiefer Kraterbildung. Der anaplastische Charakter der Zellen ist gering. Auffällig sind bei den Zellen *3* und *4* die hyperchromatischen Kerne und eine gewisse Alteration der Zellkerne bei *1* und *4*, während Zelle *2* außer einem etwas blasigen Protoplasma keine Besonderheit aufweist. Bei dem fortgeschrittenen Kollumkarzinom werden im allgemeinen infolge der Oberflächennekrose und der das Neoplasma begleitenden Entzündung nur wenige charakteristische oder gar keine Blastomzellen in den Ausstrichen gefunden (400fache Vergrößerung)

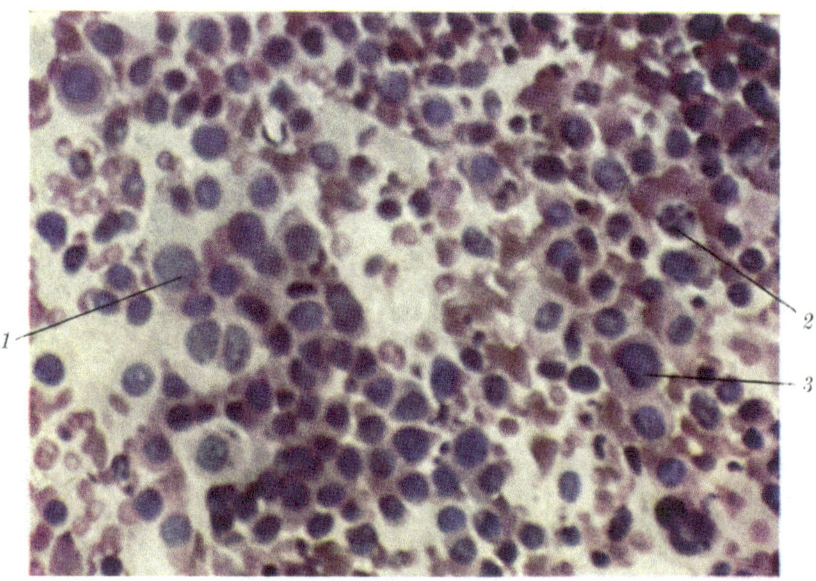

Abb. 44. Plattenepithelkarzinom. Anhäufung von verschiedenen atypischen Zellformen mit hypochromen *1*, aber auch mit hyperchromen Kernen und gut sichtbaren Kernkörperchen *2* und *3* (400fache Vergrößerung)

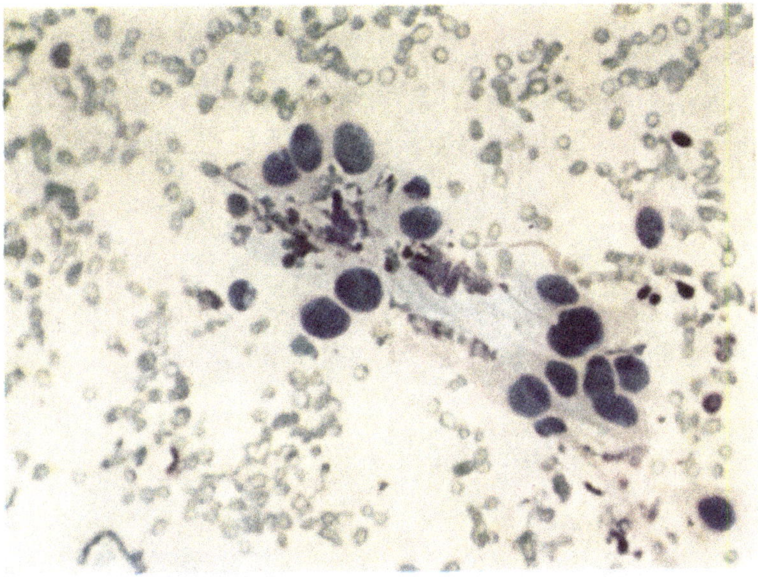

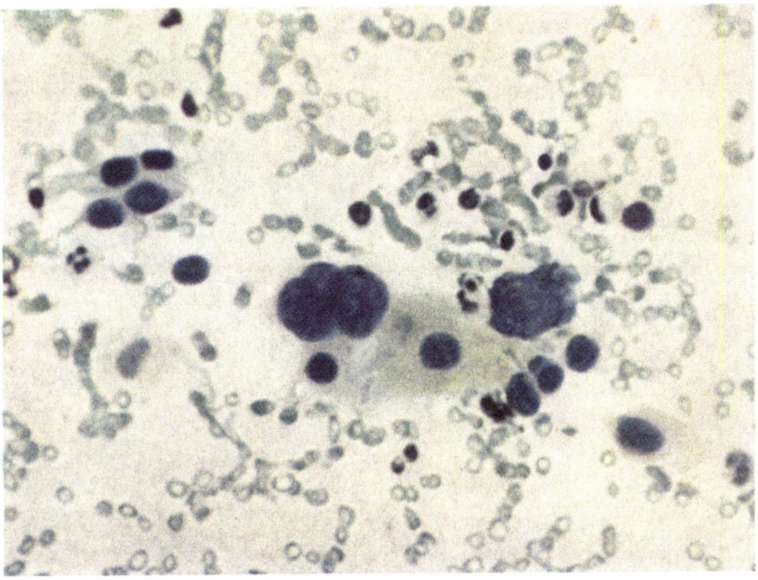

Abb. 45 u. 46. Plattenepithelkarzinom. Es handelt sich um ein unreifes Karzinom mit sehr atypischen Zellformen (400 und 480fache Vergrößerung)

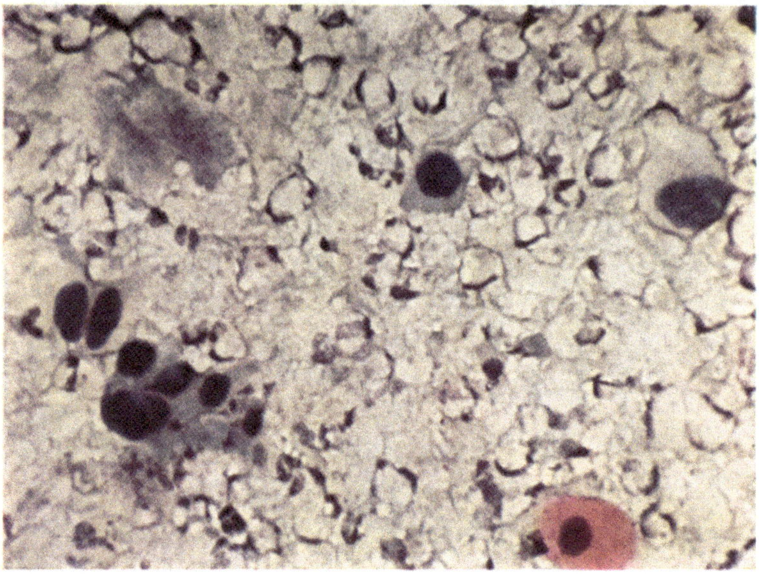

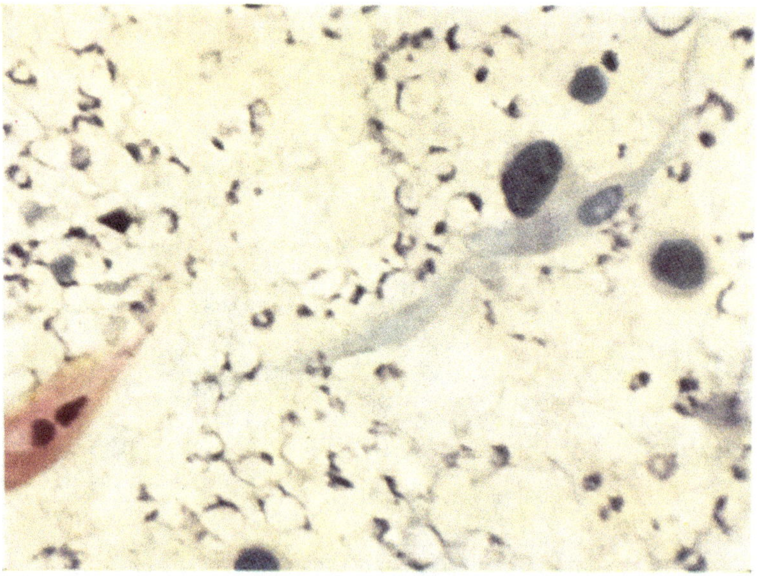

Abb. 47 u. 48. Plattenepithelkarzinom. Verschiedene Blastomzelltypen, die z. T. bizarre Formen aufweisen (480fache Vergrößerung)

d) Korpuskarzinome

Die zytologische Diagnostik der Korpuskarzinome hat bisher nicht die gleiche Bedeutung wie bei den Kollumkarzinomen erlangt. Die Treffsicherheit hängt weitgehend von der Entnahmetechnik ab (*Wied*). Denn die Zellen von drüsig wachsenden Karzinomen unterscheiden sich nicht wesentlich von denen der Plattenepithelkarzinome.

Im allgemeinen liegen die vom Adenokarzinom stammenden Zellen in kompakten Haufen zusammen. Die Anisonukleose ist nicht so ausgeprägt wie bei den Plattenepithelkarzinomen. Infolge des Zusammenliegens der Zellen überlagern sie sich oft und dadurch ist die einzelne Zellstruktur nicht mehr zu erkennen. Die Kerne sind fast immer ausgeprägt hyperchromatisch, ihre Kernkörperchen deutlich vergrößert und nicht selten multipel vorhanden. Die Kerne liegen meistens exzentrisch, und häufig fehlt das Protoplasma völlig. Riesenkerne und Vakuolen werden auch beim Adenokarzinom beobachtet.

Wie schon oben erwähnt, hängt die Treffsicherheit beim Korpuskarzinom weitaus mehr als beim Kollumkarzinom von der Art der Materialgewinnung ab. Bei Abstrich von der seitlichen Vaginalwand konnte *Wied* nur in etwa 6%, bei der Sekretabnahme aus der Fornix vaginae bzw. von der Portio in etwa 29%, bei der Untersuchung des Zervixsekrets in 55% und beim Absaugen aus dem Uterus hingegen 84% zytologisch positive Befunde erheben. Zur Verbesserung der zytologischen Ergebnisse ist von *Boschann* ein besonderes Entnahmegerät konstruiert worden.

Die zytologisch positiven Befunde aus dem Vaginalsekret bei Karzinomen der Tuben bzw. der Ovarien müssen als Zufallsbefunde angesehen werden. So konnte z. B. *Zinser* bei 46 Ovarialkarzinomen nur einmal Neoplasmazellen im Ausstrich finden. Dieser Befund kennzeichnet die Unzuverlässigkeit der Zytodiagnostik bei derartigen Karzinomen.

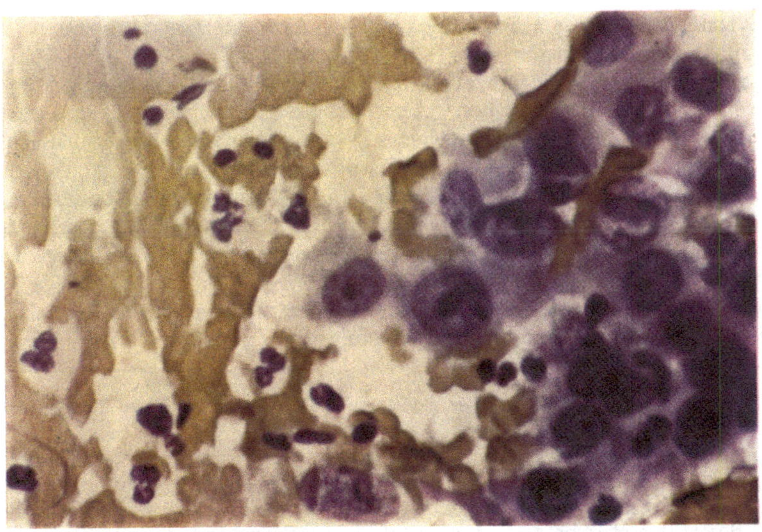

Abb. 49. Adenokarzinom. Ansammlung von Neoplasmazellen mit wenig ausgeprägter Anisonukleose, aber mit erheblicher Vergrößerung der Kernkörperchen (560fache Vergrößerung)

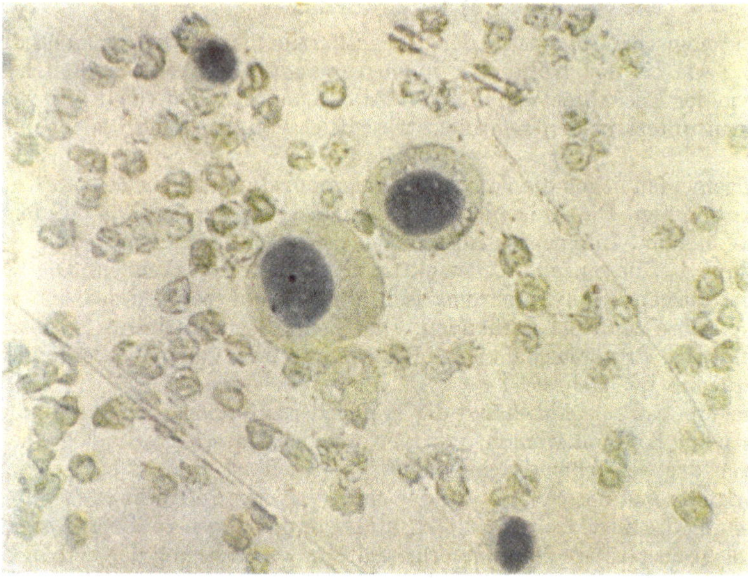

Abb. 50. Adenokarzinom. Diese Abbildung gibt zwei Neoplasmazellen mit mäßig ausgeprägter Anisonukleose wider. Beim Adenokarzinom können derartige Zelltypen das gesamte Ausstrichbild einnehmen, so daß die Beurteilung schwierig sein kann. Diese Zellen sind den Parabasalzellen bei chronischen Entzündungsprozessen außerordentlich ähnlich (560fache Vergrößerung)

I. Zytodiagnostik der Aszitesflüssigkeit

Die Zytodiagnostik von Karzinomen aus der Aszitesflüssigkeit kann für die klinische Diagnose von Bedeutung sein.

Als Kriterium für Neoplasmazellen, die aus dem Aszites-Punktat gewonnen werden, gelten folgende Kennzeichen: Ausgeprägte Anisozytose, Kernabnormitäten sowie Vergrößerungen der Kernkörperchen. Nicht selten werden Siegelringzellen festgestellt. Sie werden besonders beim Ovarialkarzinom gefunden.

Die Karzinomdiagnostik aus der Aszitesflüssigkeit erfordert aber besondere Erfahrung, denn auch Serosaepithelien können erhebliche morphologische Abnormitäten, so z. B. Doppel- und Mehrkernigkeit, Vakuolenbildung und fettige Degeneration im Protoplasma zeigen.

In dem Aszitespunktat sind stets in mehr oder weniger großer Anzahl Lymphozyten, Erythrozyten, Histiozyten und Granulzyten zu finden. Bei von Karzinomen

---

Abb. 51. Gegenüberstellung zytologischer Ausstrichbilder, die in der Beurteilung schwierig sein können.

Bild *1* u. *2*: Endometriumzellen. Charakteristisch die Gleichförmigkeit der Kerne, der sehr schmale Protoplasmasaum, die Lagerung der Zellen in Gruppen

Bild *3* u. *4*: Histiozyten. Hyperchromatische kleine Zellen, die gewisse atypische Kernbildungen aufweisen. Sorgfältige Betrachtung ist erforderlich, um sie von Neoplasmazellen unterscheiden zu können. Histiozyten, die von chronisch entzündetem Gewebe stammen.

Bild *5* u. *6*: Adenokarzinom. Auch hierbei sind die Zellen verhältnismäßig klein. Die Anisonukleose ist aber wesentlich ausgeprägter.

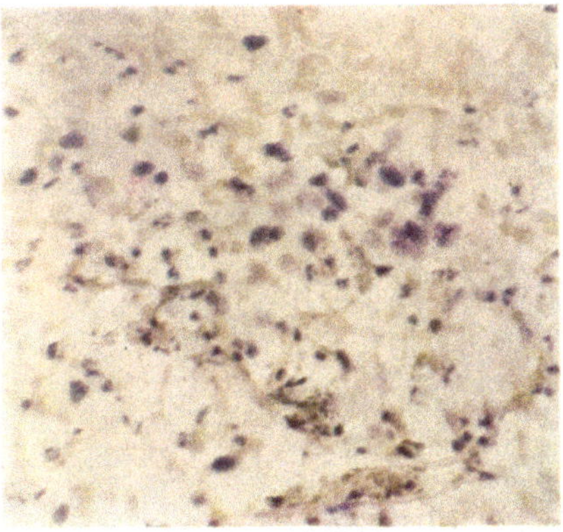

1

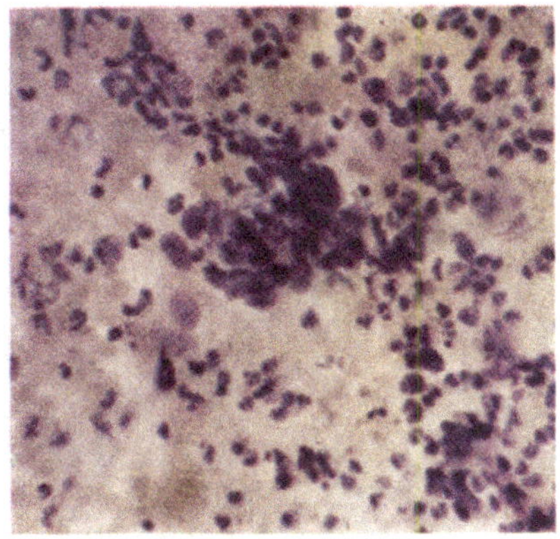

2

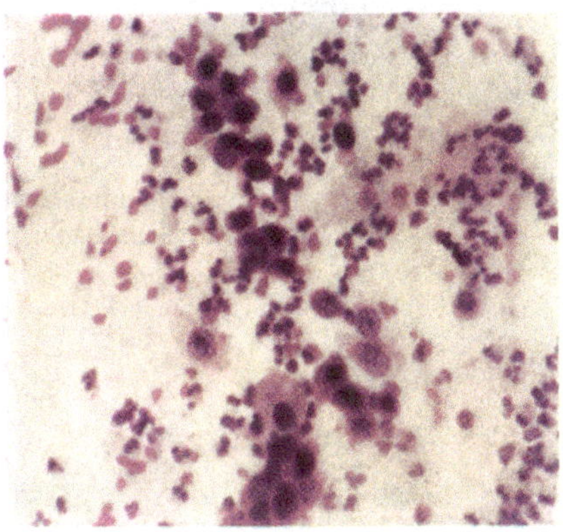

3

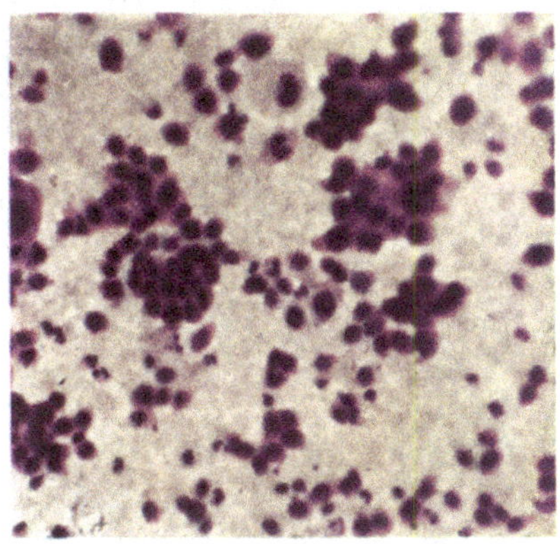

4

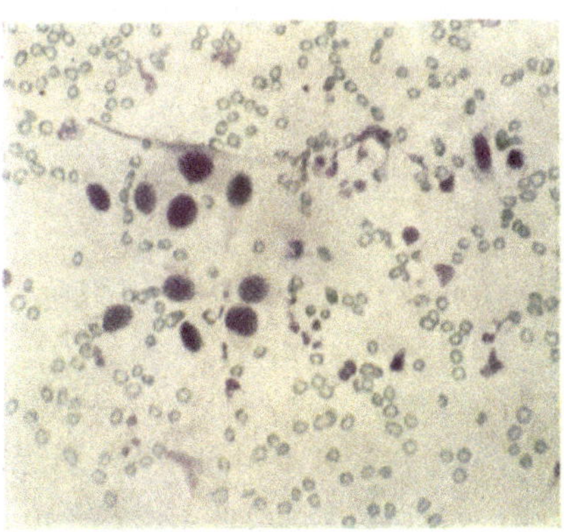

5

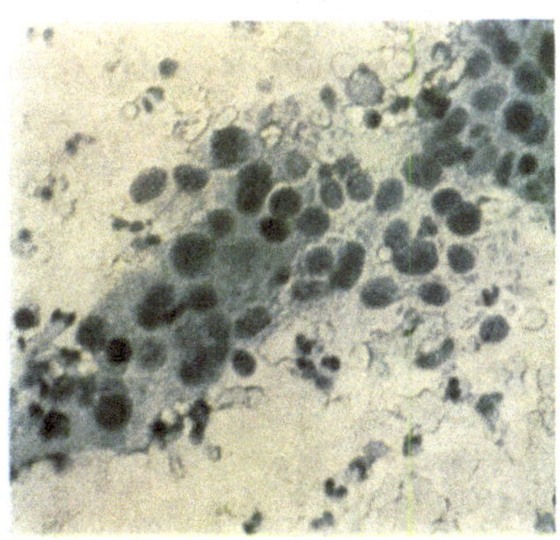

6

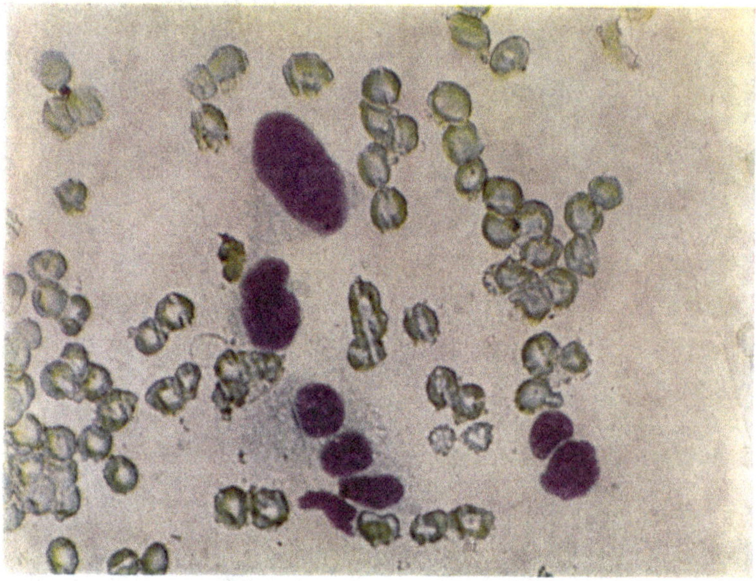

Abb. 52. Adenokarzinom. Ausgeprägte Anisonukleose. Das Zytoplasma hat sich nur schwach angefärbt. Unten in der Mitte drei Neoplasmazellen, die anscheinend aus Zervixepithelien hervorgegangen sind (480fache Vergrößerung)

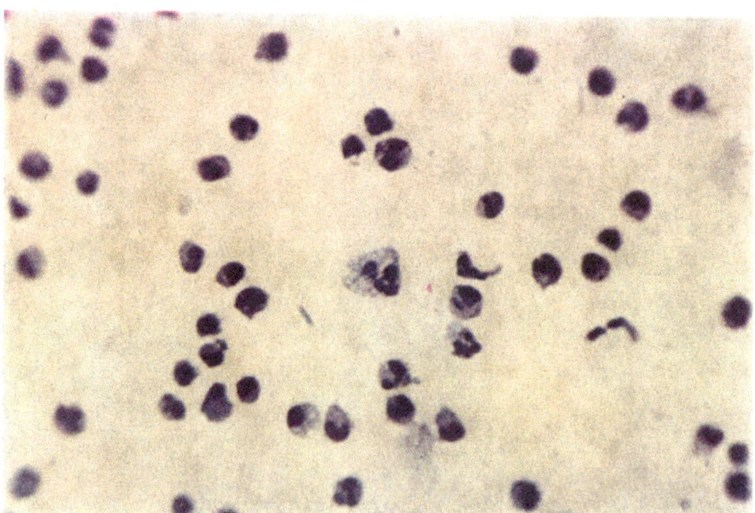

Abb. 53. Aszitesausstrich (Transsudat). Zahlreiche Endothelien, vereinzelt Leukozyten und Granulozyten. Nach *Bergson* und *Cade* findet man im Transsudat 60 bis 80% Endothelien, 40% Leukozyten und 1 bis 3% Granulozyten (480fache Vergrößerung)

herstammenden Aszitesflüssigkeiten sind besonders zahlreich Lymphozyten nachweisbar. Sie stammen von den in der Serosa sich bildenden lymphozytären Knötchen. Diese Zellen können erhebliche Unterschiede in Größe, Form und Gestalt aufweisen, so daß es häufig sehr schwierig ist, sie von Blastomzellen zu unterscheiden.

Um eine ausreichende Voraussetzung für die Diagnostik von Karzinomen aus der Aszitesflüssigkeit zu haben, ist hierfür, mehr als bei den üblichen Ausstrichen, eine gute Präparierung erforderlich.

Um verwertbare Ausstriche zu erhalten, muß so schnell wie möglich fixiert werden. Von manchen Untersuchern wird empfohlen, die Aszitesflüssigkeit 24 Stunden im Kühlschrank aufzubewahren, um die zellulären Bestandteile absetzen zu lassen (*Smolka*). Nach unseren Erfahrungen ist dieses Vorgehen nicht zu empfehlen, da es während dieser Zeit, trotz Aufbewahrung im Kühlschrank, zu Degenerationserscheinungen an den Neoplasmazellen kommt. Besser erscheint uns, unmittelbar nach der Punktion eine größere Flüssigkeitsmenge bei niedrigen Touren zu zentrifugieren, dann das Sediment sofort auf einen Objektträger auszustreichen und anschließend in die Fixierungslösung (Alkohol-Äther) zu bringen. Es ist zu empfehlen, länger als bei den üblichen Ausstrichen, 30 bis 40 Minuten, zu fixieren, da bei ungenügender Fixierung der Farbstoff von den Zellen nicht aufgenommen wird.

Nachdem wir unsere Ausstriche zunächst nach der von *Quensel* angegebenen Methode (Methylenblau-Kadmium- und Sudan-Kadmium) gefärbt haben, bevorzugen wir jetzt ausschließlich die Färbung nach *Papanicolaou*, weil die Zellkonturen damit besser wiedergegeben werden. Auch ist hierbei die Haltbarkeit, im Gegensatz zur Quenselfärbung, nicht beschränkt. Außerdem haben anscheinend die Asziteszellen eine erhöhte Affinität zu den in der Papanicolaou-Färbung verwendeten Farbstoffen, so daß, um eine Überfärbung zu vermeiden, die Färbezeit verkürzt werden muß.

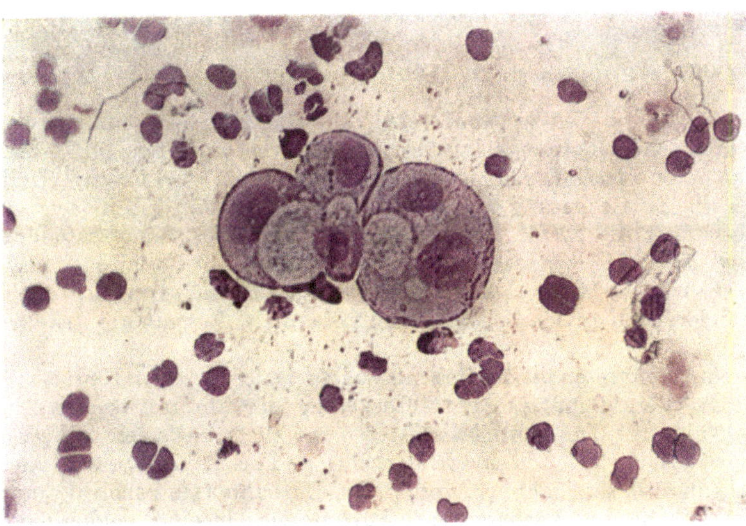

Abb. 54. Aszitesausstrich (Tumorexsudat). Tumorzellen mit großen Vakuolen im Zytoplasma, so daß der Kern an den Zellrand gedrängt wurde (640fache Vergrößerung)

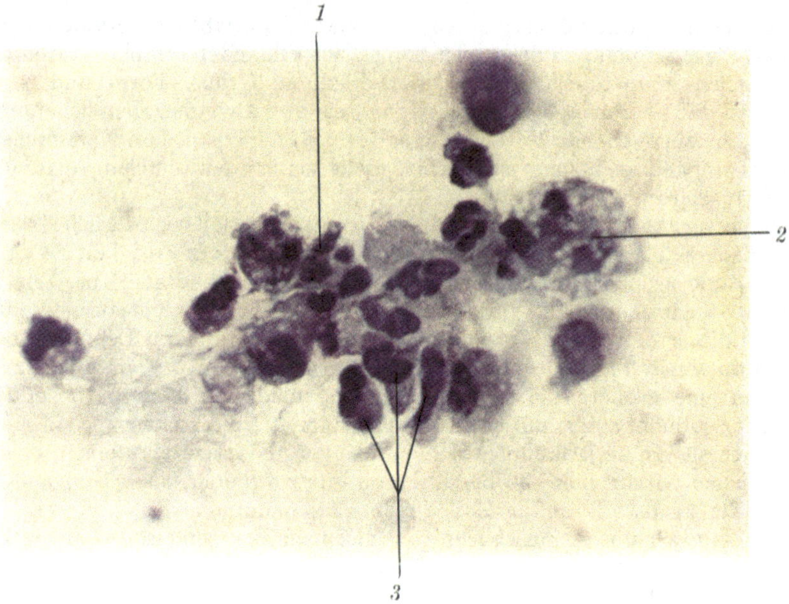

Abb. 55. Aszitesausstrich. Gruppe von Karzinomzellen, charakteristisch die Gruppenbildung. Bei *1* und *3* tritt die ausgeprägte Polymorphie der Kerne besonders hervor. Bei *2* auffällig die Bildung von kleinen Vakuolen im Protoplasma. Die Differenzierung der Zellen eines Tumorexsudats etwa 20% Granulozyten, 10 bis 75% Endothelien und nur 10% Blastomzellen (480fache Vergrößerung)

J. Zytodiagnostik nach Röntgen- oder Radiumbestrahlung

Schon seit der Jahrhundertwende sind durch histologische Untersuchungen die nach Röntgen- oder Radiumbestrahlung am Gewebe auftretenden Veränderungen bekannt (*Perthes*, *Aschoff*, *Lacassagne*, *Lahm*, *Philipp*, *v. Schubert*). Und als die Zytodiagnostik an Bedeutung in der Gynäkologie zunahm, erschienen auch bald Mitteilungen über die zytologischen Veränderungen nach Röntgen- oder Radiumbestrahlung. Abhängig von der Art der Bestrahlung — vaginal oder perkutan — kommt es etwa 10 bis 14 Tage nach Beginn der Bestrahlung zu zytologisch nachweisbaren Veränderungen an den Zellen. Bei intravaginaler Bestrahlung tritt der Effekt früher ein.

Im wesentlichen treten bei der Bestrahlung Veränderungen am Kern ein: Pyknose, Karyorrhexis, Verklumpung oder Auflockerung des Chromatingerüstes, Mitosen, monströse Nukleolen. Im Protoplasma treten vor allem Vakuolen und perinukleare Aufhellungen auf. Nicht selten sind Riesenzellen und bizarre Zellformen, auch Phagozytoseerscheinungen sind zahlreich vorhanden. Eine abnorme Farbreaktion des Plasmas äußert sich bei der Färbung nach *Papanicolaou* in einer goldorange Tönung. *Graham* und *Graham* beobachteten nach Röntgen- und Radiumbestrahlung von Frauen mit Karzinom, die auf die Bestrahlung gut angesprochen und die 5-Jahresgrenze überschritten hatten, besonders an den basalen und parabasalen Zellen zahlreiche feine Vakuolen und Verdickungen des Protoplasmas sowie Karyorrhexis und Pyknose. Mit einem guten Strahleneffekt sei daher dann zu rechnen, wenn bei etwa 90% der normalen Basalzellen diese Veränderungen auftreten; bei weniger als 70% sei er weniger günstig. Die Autoren glaubten daraus gewisse prognostische Schlüsse über die Heilungsaussichten ziehen zu können. Nach den zytologischen Untersuchungen anderer Autoren sei dieses Verfahren aber keineswegs so zuverlässig, wie *Graham* und *Graham* angaben (*Sicard* und *Marsan*, *Hecht*, *Berger*, *Besserer* und *Smolka*, *Limburg*, *Napp* und *Wilbrand*, *Mohr*). Weitere Untersuchungen müßten also noch durchgeführt werden, um endgültiges hierüber aussagen zu können.

Von Bedeutung dagegen ist die zytologische Untersuchung heute schon bei den nachgehenden Krebsuntersuchungen. Denn bevor das Rezidiv mikroskopisch nachweisbar ist, kann es bereits mit Hilfe des Zellabstriches erfaßt werden. Die Diagnostik von Rezidiven nach Röntgen- oder Radiumbestrahlung ist nicht leicht, da es durch die Bestrahlung auch an den Nichtkrebszellen zu Veränderungen kommt, die sich nur wenig von denen der Krebszelle unterscheiden. Sollten nach Bestrahlung die Abstriche zunächst negativ geworden sein und anschließend aber wieder atypische Zellformen auftreten, so ist mit großer Sicherheit ein Rezidiv anzunehmen (*Limburg*, *Napp* und *Wilbrand*, *Wied*, *Stüper*).

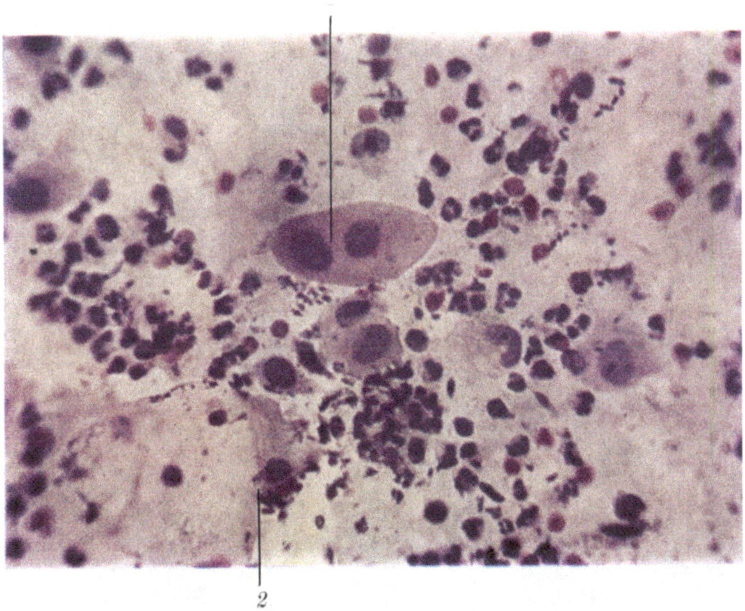

Abb. 56. Röntgenbestrahlte normale Zellen. *1* Doppelkernbildung in einer Parabasalzelle, *2* pyknotischer Parabasalzellkern (480fache Vergrößerung)

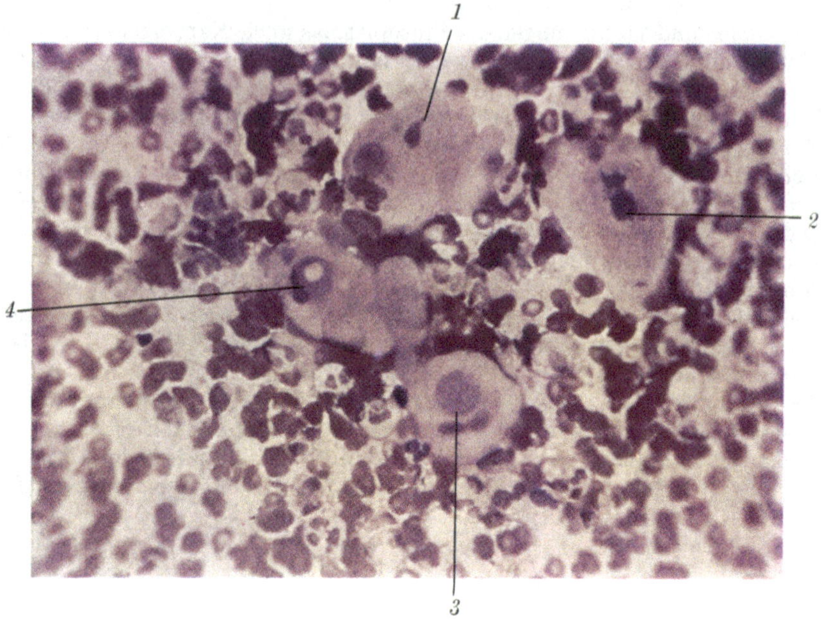

Abb. 57. Röntgenbestrahlte normale Zellen. *1* Einschlußkörper im Protoplasma, *2* Chromosomenpyknose und Absprengung, *3* Absprengung eines Kernteils in Hantelform, *4* Chromosomenzusammenballung und Vakuolenbildung im Kern (480fache Vergrößerung)

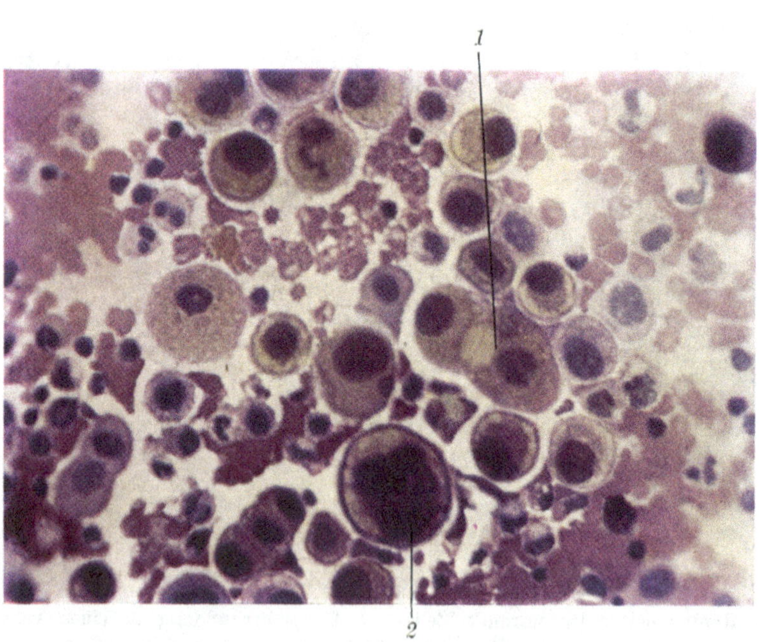

Abb. 58. Röntgenbestrahlte Neoplasmazellen. *1* Unvollständige Kernteilung des Protoplasmas, an der Teilungsstelle Bildung einer größeren Vakuole. *2* Zelle mit Chromosomenverklumpung (480fache Vergrößerung)

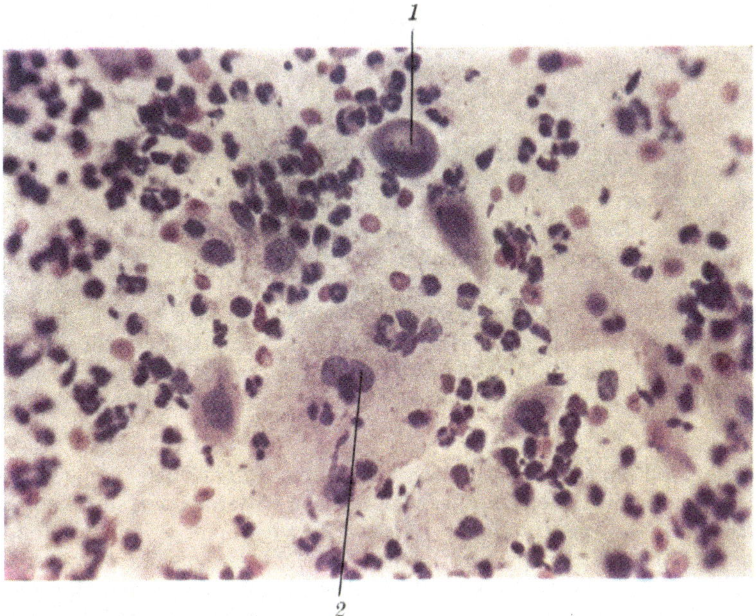

Abb. 59. Röntgenbestrahlte Karzinomzellen. *1* Vakuolisation im Protoplasma und Schrumpfung des Kerns, *2* Mehrkernbildung, Zerfließen des Protoplasmas (480fache Vergrößerung)

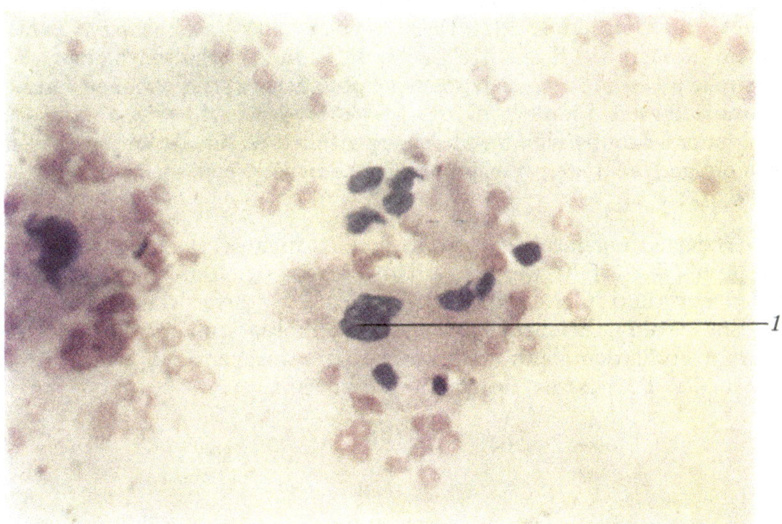

Abb. 60. Karyorrhexis. Zellzerfall. *1* Bizarr geformter Zellkern mit kleinen Vakuolen (480fache Vergrößerung)

K. Phasenkontrastzytologie

Neben der bisher beschriebenen sogenannten „färberischen Zytologie" hat auch die auf der Phasenkontrastmikroskopie beruhende und von *F. Zernicke* eingeführte Phasenkontrastzytologie eine gewisse Bedeutung erlangt. Durch willkürliche Verschiebung der Phase eines Teiles des Lichtes ist die mikroskopische Abbildung kontrastreicher. Durch die Phasenplatte, die sich vor der letzten oder vorletzten Linse befindet, tritt eine Phasenverschiebung des Lichtes von etwa 90^0 ein. Da hierbei ungefähr $^2/_3$ des einfallenden Lichtes absorbiert werden, ist eine starke Lichtquelle erforderlich, um die notwendige Helligkeit im mikroskopischen Bild zu erhalten.

Mit Hilfe des Phasenkontrastverfahrens können ungefärbte Präparate betrachtet werden. In Deutschland befaßten sich mit dieser Untersuchungsmethode besonders *Zinser*, *Runge*, *Vöge* und *Haselmann*, *Roth*. Um verwertbare Ausstrichbilder zu erhalten, müssen bei der Anfertigung der Ausstriche einige Faktoren besonders beachtet werden. Mit einer Öse oder Pipette wird das Sekret aus der Vagina oder dem Zervikalkanal entnommen und davon ein kleiner Tropfen auf den Objektträger gebracht. Es kann nun das Sekret mit physiologischer Kochsalzlösung vermischt betrachtet werden. Es ist aber zu empfehlen, die Präparate besser unverdünnt anzusehen, da durch die Zuführung von Kochsalz sich nicht selten Luftblasen bilden, welche die Betrachtung stören können. Dann wird das Präparat mit einem größeren Deckglas abgedeckt. Werden die Ausstriche nicht sofort durchgesehen, so ist es angebracht, die Umrandung des Deckgläschens mit Vaseline oder Paraffin abzudichten. So können die Präparate 24 bis 48 Stunden erhalten bleiben. Wenn auch Zellausstriche phasenoptisch sehr schnell untersucht werden können, und man dabei einen unmittelbaren Einblick in die Struktur der Zelle erhält, der sonst durch Fixierung oder Färbung eine Veränderung erfährt, so hat doch die Phasenkontrastzytologie einige Nachteile, welche die allgemeine Anwendung dieses Verfahrens einschränken.

Nicht fixierte, ungefärbte Abstriche können nicht aufbewahrt und deshalb auch nicht archivmäßig erfaßt werden. Sollen die Ausstrichbilder festgehalten werden, so ist das nur mikrophotographisch möglich. Das erfordert eine mikrophotographische Einrichtung, Erfahrung in der Mikrophotographie, vermehrte Kosten und Zeitaufwand. Außerdem kann im mikrophotographischen Bild immer nur ein kleiner Ausschnitt des Präparates festgehalten werden.

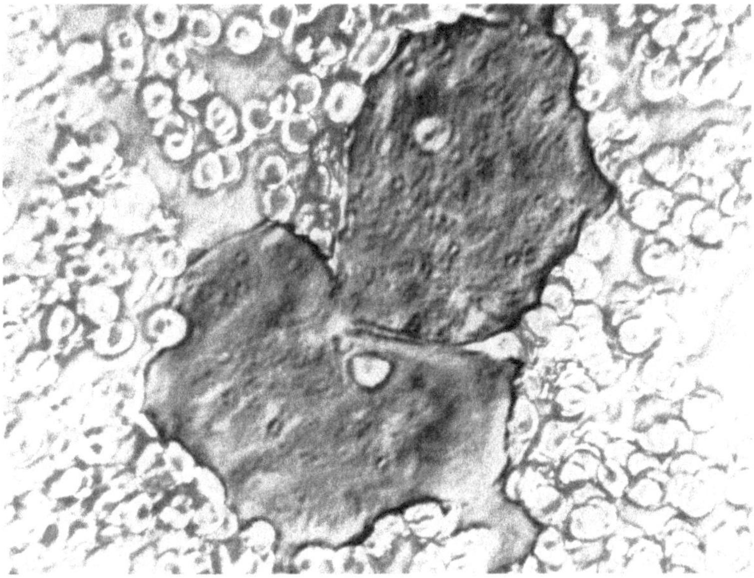

Abb. 61. Superfizialzellen im Phasenkontrastbild mit pyknotischem Kern (Phako — Obj. 40 × und Obj. 7 ×)

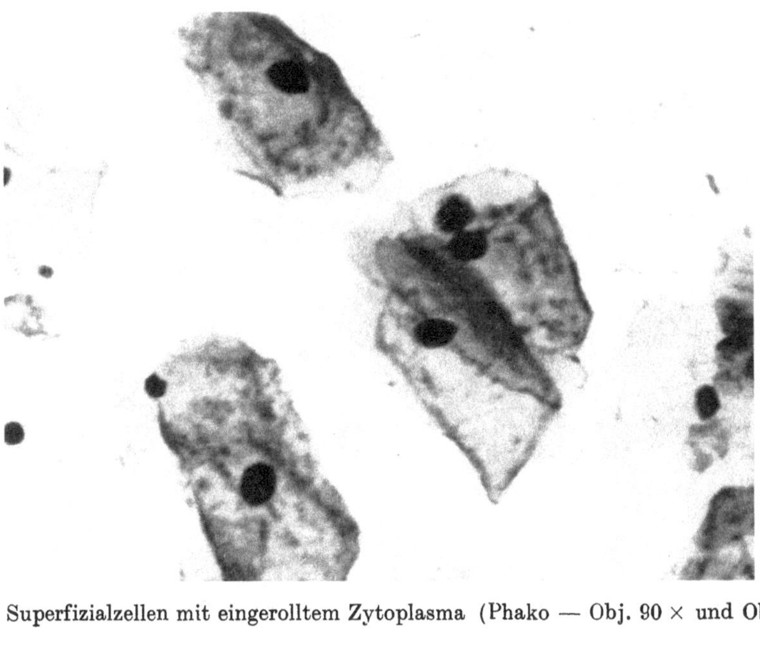

Abb. 62. Superfizialzellen mit eingerolltem Zytoplasma (Phako — Obj. 90 × und Obj. 10 ×)

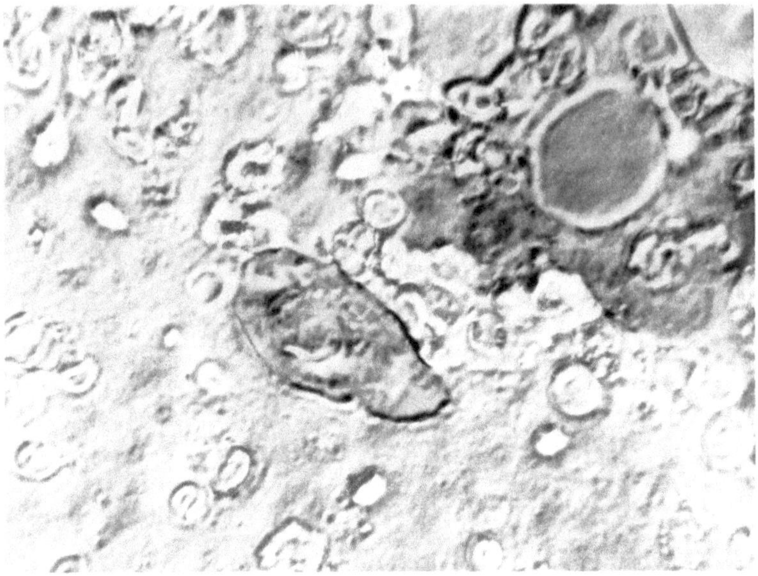

Abb. 63. Intermediärzelle uno zugrundegehende Zelle (Phako — Obj. 40 ×, Obj. 7 ×)

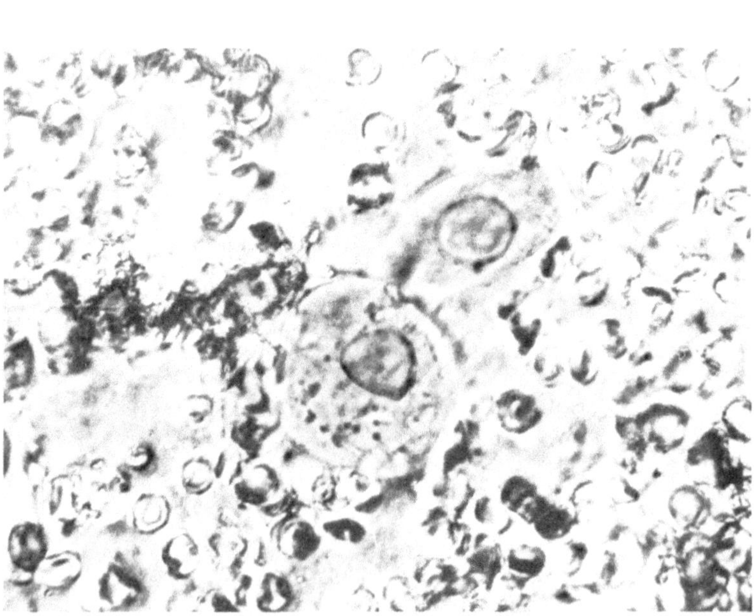

Abb. 64. Intermediär- und Parabasalzelle (Phako — Obj. 40 ×, Obj. 7 ×)

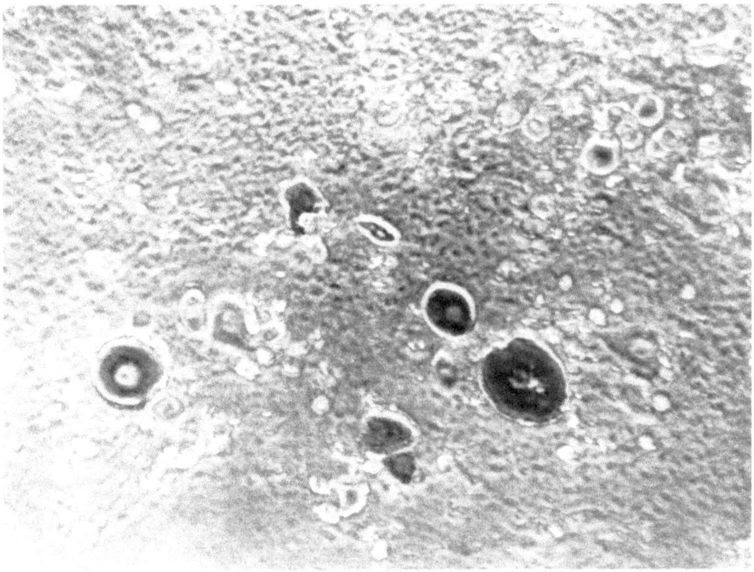

Abb. 65. Basal- und Parabasalzellen (Phako — Obj. 20 ×, Obj. 7 ×)

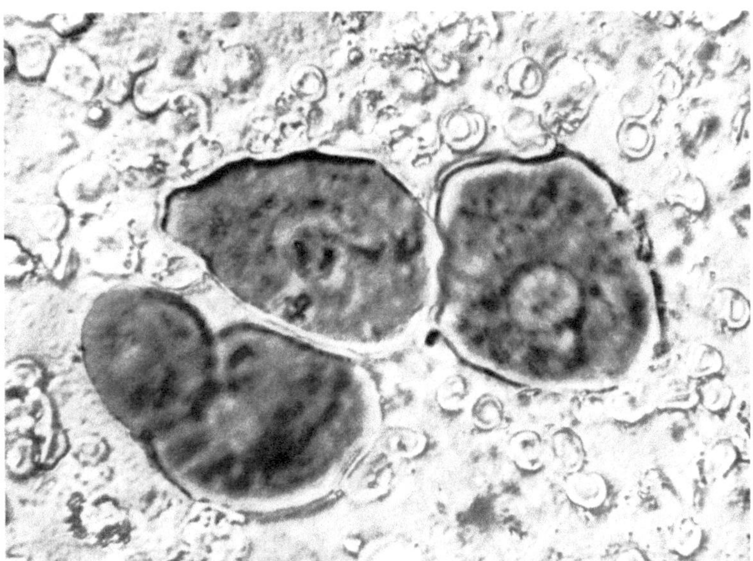

Abb. 66. Gruppe von Parabasalzellen (Phako -- Obj. 40 ×, Obj. 7 ×)

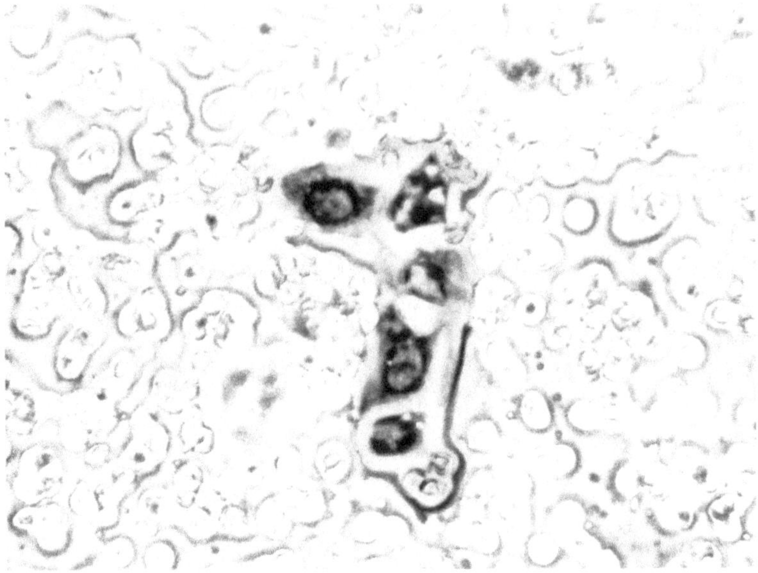

Abb. 67. Endozervixzellen (Phako — Obj. 40 ×, Obj. 7 ×)

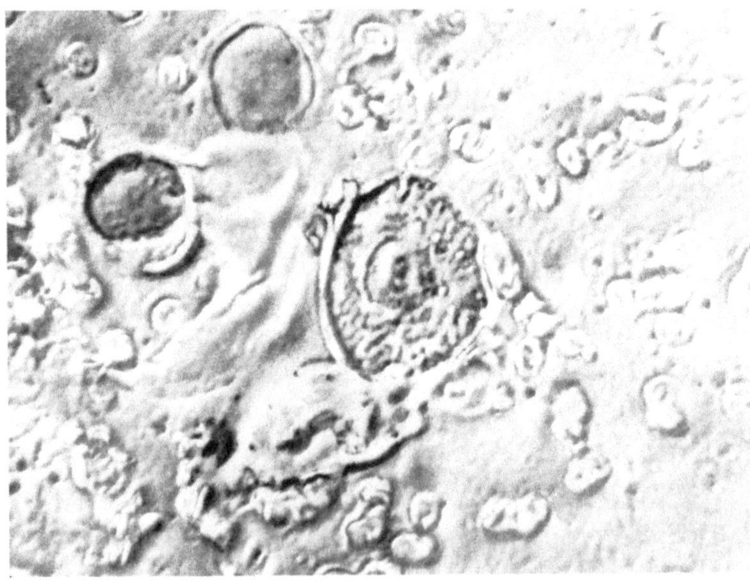

Abb. 68. Karzinomzellen (Phako — Obj. 40 ×, Obj. 7 ×)

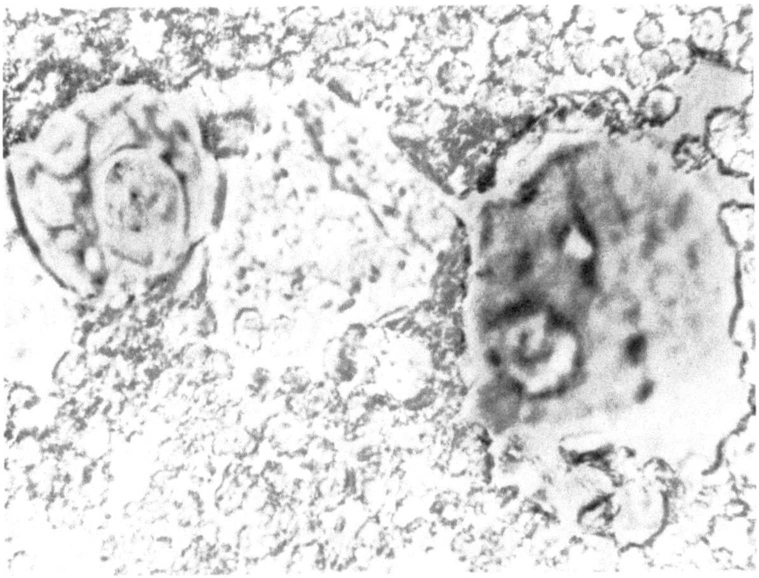

Abb. 69. Karzinomzellen (Phako — Obj. 40 ×, Obj. 7 ×)

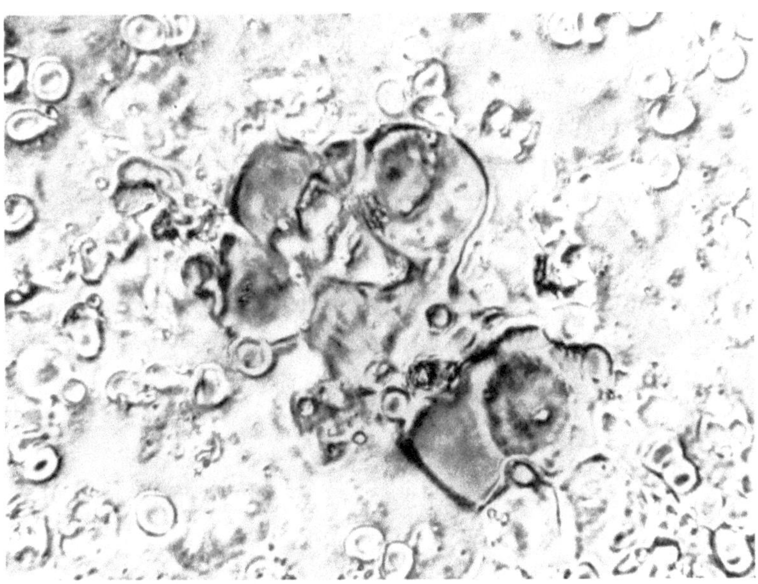

Abb. 70. Karzinomzellen (Phako — Obj. 40 ×, Obj. 7 ×)

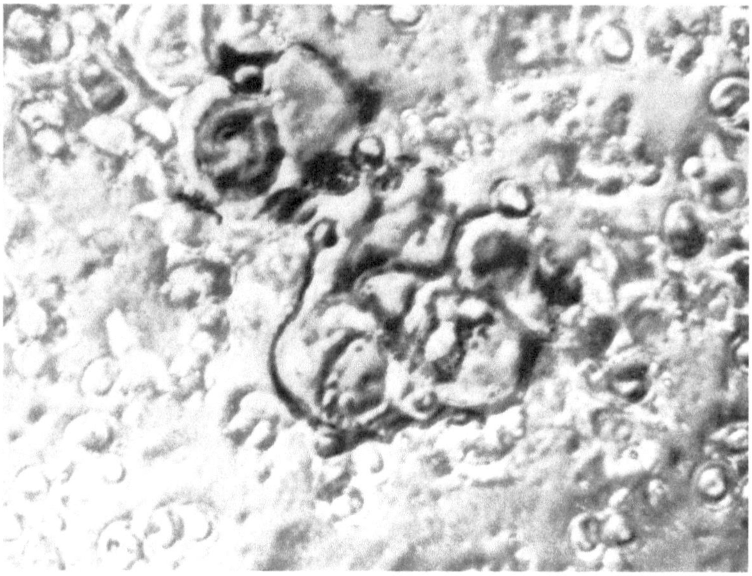

Abb. 71. Karzinomzellen (Phako — Obj. 40 ×, Obj. 7 ×)

L. Beurteilung der Ausstriche bei der Karzinomdiagnostik

Für die Beurteilung maligner Befunde ist im praktischen Gebrauch das von *Papanicolaou* angegebene Schema ausreichend:

Die einzelnen Zellbilder werden in fünf Gruppen eingeteilt:

	Befund
Gruppe I Normale Zellen unverdächtig **Gruppe II** unverdächtig, aber vereinzelt abnorme Zelltypen	Befund: Negativ
Gruppe III Zweifelhaft, da abnorme Zellen. Diagnose für Ka. nicht ausreichend	Zweifelhaft oder verdächtig
Gruppe IV Einzelne atypische Zellen. Verdacht auf Malignität **Gruppe V** Zahlreiche atypische Zellen	Positiv

In die Gruppe I werden die Zellbilder eingeordnet, die nur normale Zelltypen aufweisen.

In der Gruppe II werden auch die Zellbilder erfaßt, die eine geringe Abweichung von der Norm widergeben, wie das bei Entzündungsprozessen zu beobachten ist.

Die Gruppe III umfaßt die Zelltypen, die diagnostisch die größten Schwierigkeiten bereiten und sich nicht eindeutig als gutartig oder bösartig identifizieren lassen. Eine besonders strenge Beobachtung und ständige Abstrichkontrolle ist erforderlich. Kontrolluntersuchungen müssen mindestens alle 3 bis 4 Wochen durchgeführt werden.

Bei der Gruppe IV werden einige atypische Zellen gefunden, die eindeutig von malignem Gewebe abstammen.

Bei der Gruppe V werden massenhaft Zellen festgestellt, die neoplastischen Ursprungs sind.

Um die zytologischen Befunde zu objektivieren, wurde von *Langreder* das „Vaginalzytogramm" angegeben. In einem Abszissen-Ordinatensystem werden die einzelnen Zelltypen eingetragen. In der Vertikalen sind die Zellen ihrer Kerngröße nach, in der Horizontalen ihrer Plasmagröße und Form nach geordnet. Jede Zelle wird in der entsprechenden Rubrik durch einen Strich vermerkt. Die Rubrik, in der die meisten Zellen registriert wurden, hat ein „Zellmaximum". Aus dem Zellverhältnis kann dann auf die verschiedenen Funktionszustände geschlossen werden.

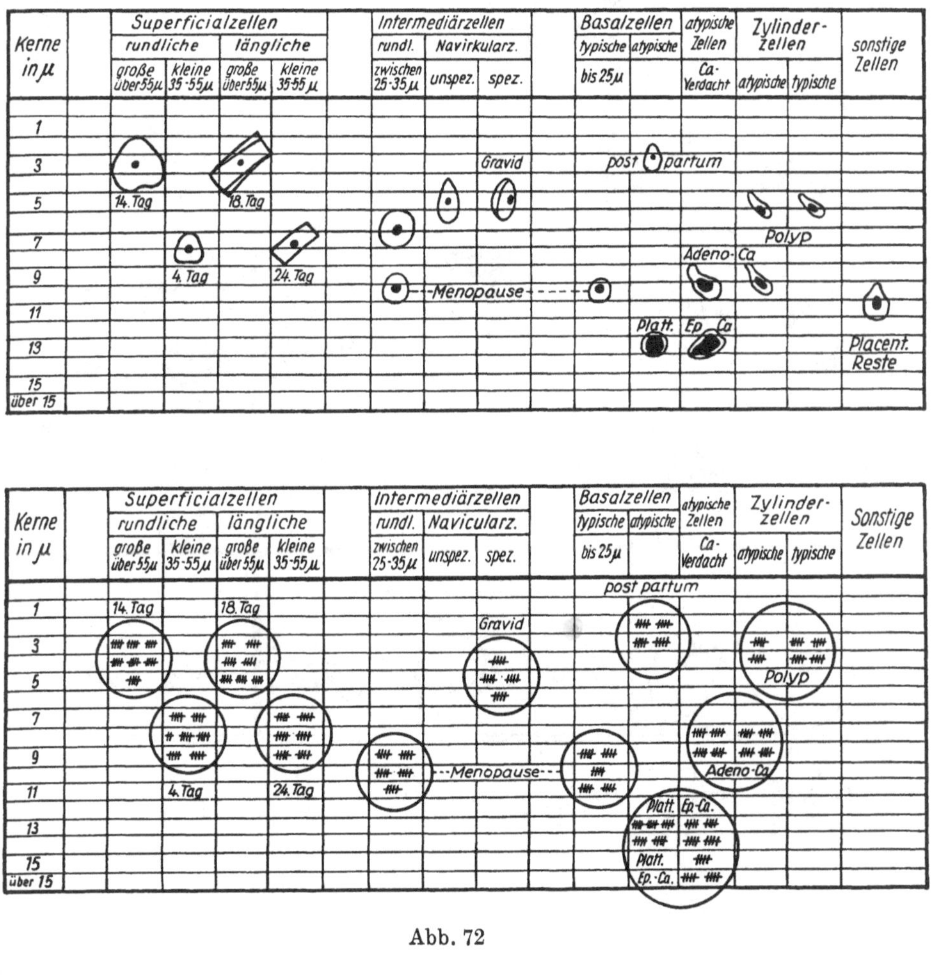

Abb. 72

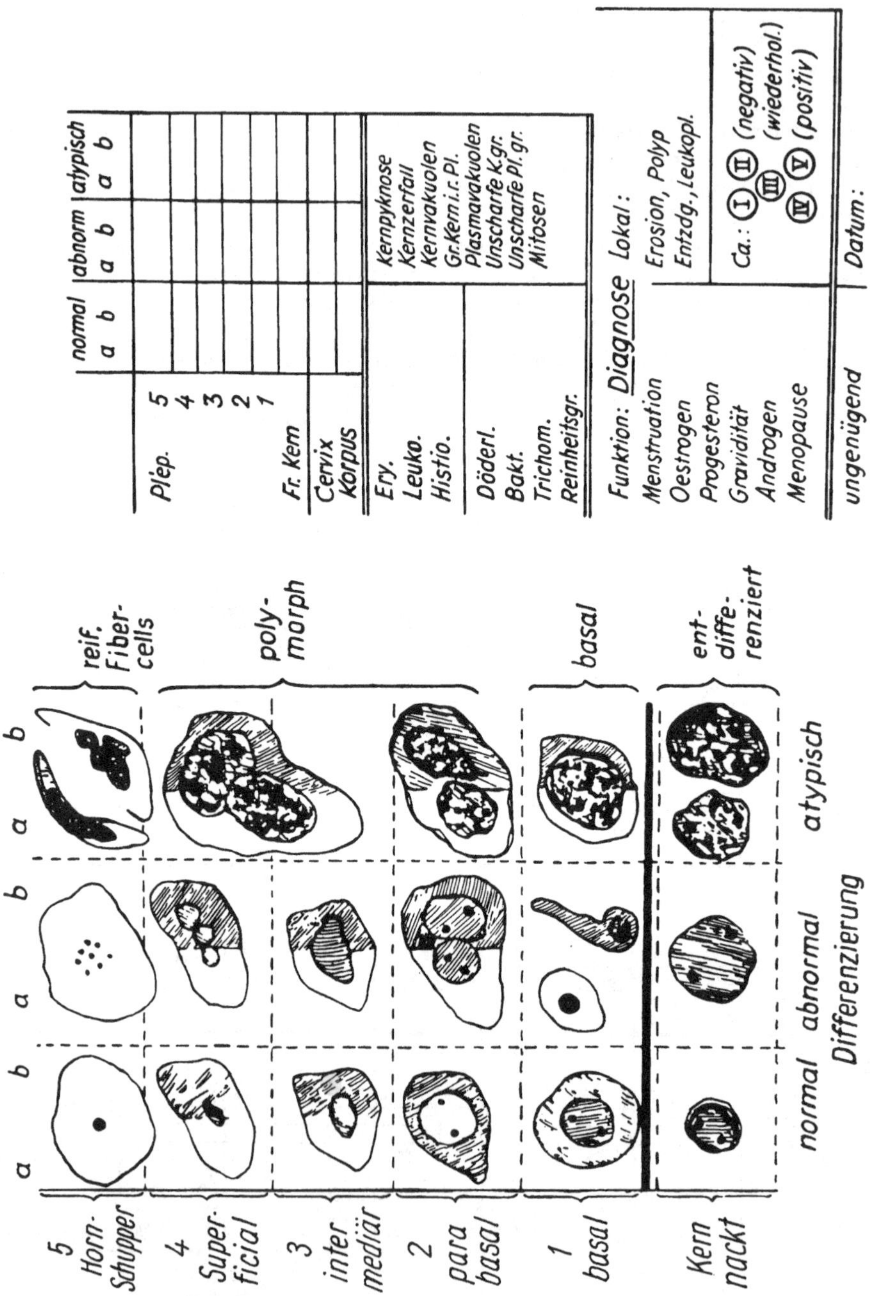

5 Horn-Schupper
4 Superficial
3 inter mediär
2 para basal
1 basal
Kern nackt
a b a b a b
reif. Fiber-cells
poly-morph
basal
ent-diffe-renziert
normal abnormal atypisch
Differenzierung
normal abnorm atypisch
a b a b a b
Plep. 5 4 3 2 1
Fr. Kern
Cervix Korpus
Ery.
Leuko.
Histio.
Kernpyknose
Kernzerfall
Kernvakuolen
Gr.Kern i.r.Pl.
Plasmavakuolen
Unscharfe K.gr.
Unscharfe Pl.gr.
Mitosen
Döderl.
Bakt.
Trichom.
Reinheitsgr.
Funktion: Diagnose Lokal:
Menstruation
Oestrogen
Progesteron
Gravidität
Androgen
Menopause
Erosion, Polyp
Entzdg., Leukopl.
Ca.: I II (negativ) III (wiederhol.) IV V (positiv)
ungenügend
Datum:

Abb. 73

Diese Methode ist umständlich, da die einzelnen Zellen ausgemessen werden müssen. *Langreder* benutzt ein besonders konstruiertes Vergleichsmikroskop (Abb. 72).

Von *Stoll* wurde ein Schema angegeben, wonach die einzelnen Zellen ausgezählt und in bestimmten Rubriken registriert werden. Nach dem Zellverhältnis wird dann der Ausstrich beurteilt (Abb. 73).

Die Leistungsfähigkeit der Zytodiagnostik wurde von einer Reihe von Untersuchern nachgewiesen. Die Treffsicherheit liegt beim Kollumkarzinom bei 90 bis 95% und beim Korpuskarzinom zwischen 60 bis 80%. *Navratil, Zinser, Bourg, Gompel, Pundel, Wied, Besserer, Ch yler, Graham, Siegel, Stoll, Igel.*

Selbstverständlich gibt es auch Fehlurteile. Es ist aber zu berücksichtigen, daß die Zytodiagnostik eine Suchmethode ist und keine endgültigen Diagnosen gestellt werden. Es kann auf Grund des zytologischen Befundes nur der Verdacht auf Vorliegen einer bösartigen Geschwulst geäußert werden. Die letzte Entscheidung muß in jedem Fall beim pathologischen Histologen liegen. Infolgedessen ist eine enge Zusammenarbeit zwischen Zytologen und Histologen erforderlich.

Der besondere Wert dieses Verfahrens ist darin zu sehen, daß ein Neoplasma bereits zu einem Zeitpunkt nachgewiesen werden kann, an dem es sich dem sicheren Nachweis mit anderen Mitteln meistens noch entzieht. Die Bereicherung der Karzinomdiagnostik am weiblichen Genitale durch die Zytodiagnostik kommt besonders durch die vergleichende Beurteilung der Leistungsfähigkeit der einzelnen diagnostischen Methoden durch *Zinser* zum Ausdruck.

Bei der Spekulumuntersuchung (von *Mikulicz-Radecki*) wurde ein Karzinom unter 1180 Patientinnen entdeckt. Mit Hilfe der Kolposkopie konnte ein Karzinom bei 780 untersuchten Fällen nachgewiesen werden, während durch die zytologische Untersuchung ein Karzinom bei 220 Fällen festgestellt wurde.

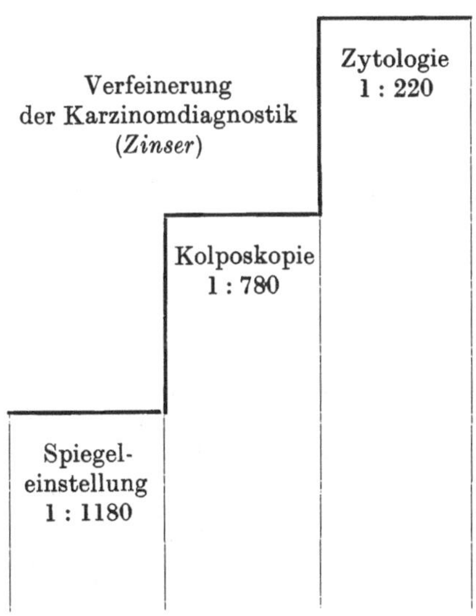

Literaturverzeichnis

Monographien

Allende, de I. L. C. and *O. Orias:* Cytology of the human vagina, Hoeber, New York (1950).

Ayre, J. E.: Cancer Cytology of the Uterus, Churchill Ltd., London (1952).

Besserer, G.: Die Zytodiagnostik im Rahmen der Früherkennung und klinischen Bewertung des Genitalkarzinoms. Erschienen in: Karzinom und Karzinombehandlung, Urban & Schwarzenberg, München-Berlin (1953).

Chappaz, G.: Hormones sexuelles et biologie du vagin, Vigot, Paris (1946).

DoAmaral, C.: Kolpocitologica, Graffica Sauer, Rio de Janeiro (1946).

Foot, N. C. u. *G. N. Papanicolaou:* Exfoliative Cytology. Chapter in a Book on ,,Cancer of the Lung" by Rosenblatt, et al.

Gates, O. and *S. Warren:* A handbook for the diagnosis of cancer of uterus by news of vaginal smears, Haward Univ. Press. Cambridge Mass. (1947).

Graham, R. M. etc.: The cytologic diagnosis of cancers, W. B. Saunders & Co., Philadelphia (1950).

Kamnitzer, M. B.: Der Vaginalzyklus unter normalen und pathologischen Bedingungen bei der Gravidität und im Puerperium (portugiesisch), Rio de Janeiro (1953).

Königer, H.: Die zytologische Untersuchungsmethode, Jena (1908).

Limburg, H.: Die Frühdiagnose des Uteruskarzinoms, 2. Aufl., Georg Thieme, Stuttgart (1952).

Murray, E. G.: Über den menschlichen Vaginalzyklus (span.), A. Lopez, Buenos Aires (1941).

Papanicolaou, G. N., H. F. Traut: Diagnosis of uterine cancer by the vaginal smear, Commonwealth Fund. New York (1943).

Papanicolaou, G. N., H. F. Traut, A. A. Marchetti: The epithilia of woman's reproductive organs, Commonwealth Fund. New York (1948).

Papanicolaou, G. N.: Atlas of exfoliative cytology, Haward Univ. Press (1954).

Papanicolaou, G. N.: ,,Atlas of Exfoliative Cytology". Published for the Commonwealth Fund by Harvard Univ. Press, Cambridge, Mass. (1954).

Pundel, J. P. u. *F. van Meensel:* Gestation et cytologie vaginale, Ed. Desoer Liège et Masson, Paris (1951).

Retsch, H. H.: Die Zytodiagnostik des weiblichen Genitalkarzinoms unter besonderer Berücksichtigung der gutartigen Zellveränderung, F. Enke, Stuttgart (1953).

Runge, H., K. G. Ober, P. Stoll: Früherkennung des Kollumkarzinoms, Leistungen u. Grenzen der Kolposkopie, Zytologie u. Histologie, Springer, Berlin-Göttingen-Heidelberg (1957).

Smolka, H. u. *H. J. Soost:* Grundriß und Atlas der gynäkologischen Zytodiagnostik, Georg Thieme, Stuttgart (1956).

Streicher, H. J., St. Sandkühler: Klinische Zytologie: Grundriß der allgemeinen Zytologie und der Zytodiagnostik, Stuttgart, Georg Thieme (1953).

Watteville, de H. u. *L. Danon:* L'influence des hormones genitales sur la biologie du vagin, Ed. Journal de Genève (1948).

Zinser, H. Cl.: Die Zytodiagnostik in der Gynäkologie, II. Aufl. Gustav Fischer, Jena (1957).

Allgemeine Veröffentlichungen

Albeaux-Fernet, M., C. Zerah u. *L. Bellot:* La cytologie vaginale, Sem. hôp. Paris **26**, 4422 (1950).

Bach, H. G. u. *P. Stoll:* Gynäkologische Zytologie i. d. Sprechstunde, Münch. med. Wschr. **95**, 1149 (1953).

Boschann, H. W.: Leistung, Möglichkeit und Grenzen der gynäkologischen Zytodiagnostik. Berl. Med. **8**, 477 (1957).

Burghardt, E.: Die Zytologie nichtepithelialer maligner Geschwülste im Bereich des weiblichen Genitales. Krebsarzt **12**, 199 (1957).

Cardia, M.: Sozialmedizinische Aspekte der Vaginal- und Cervixzytologie (ital.), Acta Gynec. Obstetr. **2**, 141 (1952).

Collard, A. u. *P. Xhenseval:* La valeur pratique des frottis vaginaux, Rev. méd. Liège **5**, 539 (1950).

Delarue, J. u. *L. Orcel:* Les causes du développment des méthodes cytologiques, Sem-hôp. Paris 1012 (1952).

Döderlein, G.: Kolposkopie — Zytodiagnostik Histodiagnostik, Zbl. Pathol. **89**, 341 (1952).

Earn, A. A.: The clinical use of exfoliative utero-vaginal cytology, Canad. Med. Ass. J. **66**, 465 (1952).

Ernst, A.: Cytology in gynecology. Review and results, J. Amer. Med. Women Ass. **11**, 350 (1956).

Fitoussi, M. u. *J. Crépeaux:* Les frottis vaginaux, Gynéc. prat. Paris **1**, 119 (1950).

Francke, D. u. *P. Stoll:* Grenzen der zytologischen Diagnostik bei Verwendung verschiedener Untersuchungsmethoden, Geburtsh. Frauenhk. **12**, 64 (1952).

Gandar, R.: Intérêt pratique des frottis vaginaux, Strasbourg méd. **4**, 303 (1953).

Godar, H.: Der Vaginalabstrich als Hilfsmittel der gynäkologischen Diagnose (fläm.). Belg. tschr. Geneesk. **5**, 622 (1949).

Gonzales Torres, D. M.: Untersuchungen mit Hilfe des Vaginalausstriches von Papanicolaou und Shorr (span.), Arq. biol. S. Paulo **282**, 133 (1947).

Graham, R. M. and *J. V. Meigs:* The value of the vaginal smear, Amer. J. Obstetr. Gynec. 58, 843 (1949).

Graham, R. M.: The value of the vaginal smear to the gynecologist, J. Obstetr. **60**, 483 (1953).

Gross, K.: Zytologische und histologische Studien bestimmter Probleme im Zusammenhang mit Veränderungen an der Zervix (tschech.). Ceskoslov. Oncol. **2**, 215 (1955).

Hartford, W. K.: Gynecologic cytology in a university hospital, Obstetr. gynec. **5**, 13 (1955).

Hartmann, P.: Möglichkeiten und Grenzen der Zytodiagnostik, Dtsch. Med. Wschr. 1839 (1955).

Herrera, R. G. und *G. Kelidei:* Unsere Erfahrungen an 1000 nach Papanicolaou untersuchten Frauen (span.), J. Méd. B. Aires 558 (1952).

Igel, H.: Zur Frage der Zytodiagnostik oder Kolposkopie, Dtsch. Gesd.wes. **6**, 503 (1951).

Igel, H.: Die Möglichkeit der zytologischen Untersuchung am Leichenmaterial, Zschr. ges. Inn. Med. **9**, 23 (1954).

Kjellgren, O. K.: Gynäkologische Zytodiagnost. (schwed.), Svenska läkkartidn. **26**, 81 (1954).

Lang, W. R., A. E. Rakoff, F. de Narvaez u. *G. Tartarian:* Regression, recurrence and regression of epithelial atypism of the cervix as indicated by cytologic smear, colposcopic findings and Schiller iodine staining. Amer. J. Obstetr. **74**, 1000 (1957).

Lanvin, M., J. Nicolas: Frottis Vaginaux, Sem. hôp. Paris **26**, 1273 (1950).

Lehmann, F.: Zur Frage der diagnostischen Verwertbarkeit des Scheidenabstrichs. Ein Beitrag zum Mikrobismus der Scheide, Zbl. Gynäk. **45**, 647 (1921).

Mackenzie, L. L., B. B. Wetchler, C. C. Dubois u. *T. Neustaedter:* The use of the vaginal smear in a gynecologic service, Amer. J. Obstetr. Gynec. **55**, 821 (1948).

McLaren, H. C., C. W. Taylor, M. E. Attwood: The value of cytology in gynecology, J. Obstetr. London **63**, 801 (1956).

Magendie, J., Bernard, I. u. M. Arrighi: La valeur comparative du cytodiagnostic vaginal, Bull. Féd. Gynéc. Obstétr. **3**, 446 (1951).

Martinez, R.: Les frottis vaginaux, Maroc. méd. **31**, 893 (1953).

Mezzadra, J. M., G. Terzano: Die Bedeutung der Kolpozytologie (span.), Sem. méd. B. Aires **54**, 832 (1947).

Newman, G. T.: The vaginal smear as aid in the diagnosis and treatment of gynecological conditions, Woman Med. J. Toledo O. **54**, 20 (1947).

Papanicolaou, G. N.: A general survey of the vaginal smear and its use in research and diagnosis, Amer. J. Obstetr. Gynecol. **51**, 316 (1946).

Papanicolaou, G. N.: Recent trends in cytologic diagnosis, N. Y. State J. Med. **53**, (1953).

Papanicolaou, G. N.: Personnel in Cytology, Proc. of the International Cancer Cytology Congress, Chicago (1956).

Papanicolaou, G. N.: The evolutionary dynamics and trends of exfoliative cytology, Texas Rep. Biol. Med. **13**, 901 (1955).

Papanicolaou, G. N.: Investigative and Diagnostic Aspect of Exfoliative Cytology,

Transact. Coll. Physicians Philadelphia **25**, Ser. 4 (1957).

Perli, H.: Über die klinisch-diagnostische Auswertungsmöglichkeit der morphologischen Bestandteile im Vaginalabstrich der Frau (schwedisch), Acta obstetr. gynec. Scand. 361 (1949)

Peters, H. u. H. Pastakia, S. Irael, K. Rijsinghani: The vaginal smear: its application in diagnosis and research, Indian J Med. Sc. **11**, 383 (1957).

Pollosson, E. u. *P. Haour* u. *G. Mamakoukas:* Étude de cytologies urinaires au cours des dosages hormonalesci, Bull. Féd. soc. gynéc. obstétr. 8, 255 (1956).

Preobrashenski, A. P., Je. N. Petrowa und *M. D. Moissenko:* Über die klinisch-diagnostische Bedeutung des zytologischen Bildes von Vaginalabstrichen bei Frauen (russ.), Akus. i Ginec. **5**, (1947).

Rouchy, R., J. Creze u. *T. Dalemans:* Intérêt pratique des frottis vaginaux en gynécologie et obstétrique, Bull. Ass. gynéc. obstétr. Paris **2**, 223 (1950).

Salinger, S.: Le cyto-diagnostic de Papanicolaou en clinique gynécologique, Schweiz. Med. Wschr. **33**, (1952).

Stoll, P.: Zelluläre Differenzierungsstufen im Vaginal-sekret und ihre Bedeutung für die gynäkologische Zytologie, Zschr. Geburtsh. **114**, 130 (1954).

Stoll, P., H. Pollmann: Erfahrungen mit Albothyl in der gynäkologischen Praxis, Münch. Med. Wschr. **99**, **1719** (1957).

Witt, H. J.: Erfahrungen mit der gynäkologischen Zytodiagnostik. Münch. med. Wschr. 1901 (1957).

Zinser, H. K.: Fortschritte der zytodiagnostischen Methodik, Geburtsh. Frauenheilk. **14**, 989 (1954).

Zinser, H. K. u. *G. Kern:* Kritische Betrachtungen zur Karzinomfrühdiagnostik. Geburtsh. Frauenh. **18**, 105 (1957).

Zytologische Technik

Albeaux-Fernet, M. u. *M. Bellot* u. *M. Piot:* Un nouveau procédé de coloration des frottis vaginaux, J. praticins, Paris **22**, 289 (1949).

Alvarez, de R. R., D. C. Figge u. *D. V. Brown:* Long-range studies of the biologic behavior of the human uterine cervix. II. Histology, cytology and clinical course of cervical disease. Amer. J. Obstetr. **74**, 769 (1957).

Bompiani, A.: Die Histospektrographie und die Absorptionshistophotometrie als Methoden zum Studium der Histochemie des menschlichen Scheidenepithels (ital.). Ann. Ostetr. **77**, 123 (1955).

Clarke, L. C.: The value of endocervical curettage in early diagnosis of cervical carcinoma. J. Amer. Geriatr. Soc. **5**, 721 (1957).

Cooper, W. A. u. *G. N. Papanicolaou:* Balloon technique in the cytological diagnosis of gastric cancer, J. Amer. Med. Ass. **151**, 10 (1953).

Cramer, H. u. *D. Stamm:* Ein einfaches und zweckerfüllendes Färbeverfahren für die zytologische Krebsdiagnose aus dem Vaginal- und Cervikalsekret, Geburtsh. Frauenhk. **10**, 676 (1950).

Cusmano, L.: Nuclear aspects in crushed cancer tissue with carmine stain, Amer. J. Obstetr. Gynec. **56**, 1203 (1948).

Cusmano, L.: Neoplastic nuclear features in vaginal smears under carmine acetic stain, Amer. J. Obstetr. Gynec. **56**, 1204 (1948).

Danesmo, V. u. *C. Franza:* Morphologie der Krebszellen des weiblichen Genitalapparates in den nach der Methode von Feulgen gefärbten Abstrichen (ital.), Arch. Ostetr. **59**, 85 (1954).

Davidson, H. B., M. Clyman, R. L. Winston: A new fixativ for vaginal smears, Stain. Technol., Genéva N. Y. **24**, 145 (1949).

Delarue, J. u. *L. Orcel:* Revue critique des techniques des prelèvements et des préparations cytologiques, Sem. hôp. Paris 1014 (1952).

Delarue, J. et L. Orcel: Indication des methodes cytologiques, Sem. hôp. Paris 1024 (1952).

Dierks, K. u. *C. Münster:* Polarisationsoptische Studien am menschlichen Vaginalepithel, Arch. Gynäk. **152**, 1 (1932).

Ebner, H. u. *H. Strecker:* Über die Darstellung von Karzinomzellen im Vaginalsmear durch histochemischen Phosphoramidasennachweis, Dtsch. med. Wschr. **76**, 1268 (1951).

Fuhrmann, K.: Die Supravitalfluorochromierung des Scheidenabstrichs. Arch. Gynäk. **185**, 624 (1955).

Fuller, D.: Two new methods of staining vaginal smears, J. Laborat. Clin. Med. S. Louis **28**, 1474 (1943).

Gattner, H.: Über die Färbemethoden und ihre Brauchbarkeit zur zytologischen Tumordiagnose, Zschr. inn. Med. Leipzig **8**, 124 (1953).

Gusberg, S. B.: Detection of early carcinoma of the cervix. The coning. biopsy, Amer. J. Obstetr. Gynec. **57**, 752 (1949).

Hopman, B. C.: An evaluation of differential staining technics in cancer cytology, Amer. J. Obstetr. **65**, 1228 (1953).

Hopman, B. C. and *J. Simpson:* An evaluation of staining technics for demonstration of polysaccharides and nucleo proteins with Schiff reactions in cancer cytology, Amer. J. Osbstetr. **68**, 769 (1954).

Horn, W. S. u. *C. T. Ashworth:* Evaluation of methods for staining cervical smears for cytology and the introduction of an improved scraper for obtaining surface cells. Amer. J. Obstetr. **74**, 1007 (1957).

Jaeger, J.: Krebsfährtensuche durch Zytodiagnostik mittels Vaginaltampons. Bericht über 500 Untersuchungen, Medizinische, Stuttgart 479 (1957).

Isaac, J. P. et *T. A. Wurch:* Une nouvelle technique de coloration différentielle des frottis vaginaux. Cytologie vaginale, Rev. frç. gynéc. **47**, 275 (1952).

Isaac, J. P. et *T. A. Wurch:* Technique rapide de coloration cytologique differéntielle pour la cherche des cellules néoplasiques et foliées dans les liquides biologiques, Strasbourg Méd. **112**, 222 (1952).

Jones, H. W. and *L. M. Hurxthal:* The iodine vapor stained vaginal smear: Its use in office practice, J. Clin. Endocr. Springfield **11**, 434 (1951).

Langreder, W.: Die Bedeutung der Vergleichsmikroskopie für die gynäkologische Abstrichdiagnostik, Zbl. Gynäk. **73**, 75 (1951).

Langreder, W.: Verbesserung der Zyklusdiagnostik durch vaginale Zytometrie, Arch. Gynäk. **183**, 314 (1953).

Langreder, W. u. *G. Zimmerer:* Zur Zyklusdiagnostik vermittels Vaginalabstrich und Zytometrie, insbesondere bei körpereigener und künstlicher Androgenwirkung, Arch. Gynäk. **184**, 1 (1953).

Lichtwitz, A., G. Thiery u. *M. de la Ville:* Une nouvelle technique de coloration des frottis vaginaux, Press. méd. **57**, 370 (1949).

Lison, L. u. *R. Vokaer:* Sur la détection histochimique du glycogène des cellules vaginales chez la femme, Ann. endocr. Paris **10**, 66 (1949).

Mack, H. C.: Vaginal smear technic, J. Clin. Endocr. Springfield **3**, 169 (1943).

Mack, H. C.: A new and rapid method of staining vaginal smears, Harper Hosp. Bull. Detroit **1**, 54 (1942).

Magendie, J., R. Zozol u. *C. Pautrizel:* Coloration simplifiée et rapide par un colorant unique, modification du S 3 de Shorr, Compt. rend. Soc. franç. gynéc. **19**, 74 (1949).

Magendie, J., E. Cator u. *I. Bernard:* Nouvelle technique de coloration des frottis vaginaux, Compt. rend. Soc. franç. gynéc. **20**, 145 (1950).

Magendie, J.: Technique et applications pratiques des frottis vaginaux, Gynecologia, Basel **132**, 148 (1951).

Mellors, R., A. Glassman, G. N. Papanicolaou: A microfluorometric scanning method for the detection of cancer cells in smears of exfoliated cells, Cancer **5**, 3 (1952).

Nykliček, O.: Bestimmung der wichtigsten Abstrichtypen nach dem Scheidenzytogramm, Zbl. Gynäk. **74**, 1512 (1952).

Papanicolaou, G. N.: Some improved methods for staining vaginal smears, J. Laborat. Clin. Med. S. Louis **26**, 1200 (1941).

Papanicolaou, G. N.: A new procedure for staining vaginal smears, Science **95**, 438 (1942).

Papanicolaou, G. N.: The balloon techniques in the detection of gastric carcinoma, Proc. of the Second National Cancer Conference 1952.

Papanicolaou, G. N.: Cytological evaluation of smears prepared by the tampon method for the detection of carinoma of the uterine cervix, Cancer N. Y. **7**, 1185 (1954).

Pineda, R.: Eine praktische Methode der Färbung von Vaginalausstrichen. Modifikation der Technik von Mack (spanisch), Ostetr. Ginec, Latino-Buch **3**, 191 (1945).

Rubenstein, B. B., H. S. Guterman: Simple technic for preparing vaginal smears, Amer. J. Obstetr. Gynec. **50**, 565 (1945).

Sagi, E. S., L. L. Mackenzie: The use of acetone as fixative in exfoliative cytological studies, Amer. J. Obstetr. **73**, 437 (1957).

Shen, S. C. u. *W. Y. Gron* und *F. Homburger:* Simplifid method for staining cancer cells, vaginal secretions and biopsy specinenes of varieus organs. Further observation, Laborat. Invest. **2**, 429 (1953).

Shorr, E.: A new technic for staining vaginal smears. I, Science **91**, 321 (1940).

Shorr, E.: A new technic for staining vaginal smears. II, Science **91**, 579 (1940).

Shorr, E.: A new technic for staining vaginal smears III. A single differantial staine, Science **94**, 545 (1941).

Siddall, R. S.: Iodine vapor technic versus carbolfuchsin stain for vaginal smears, Amer. J. Obstetr. **47**, 260 (1944).

Sosnová, V.: Modifikation der schnellen Ausstrichmethoden in der Zytologie (tschech.), Čls. Biol. **3**, 54 (1954).

Stoll, P., H. Ebner, H. Strecker: Vergleichende histochemische, histologische und zytologische Untersuchungen am weiblichen Genarationstrakt, Arch. Gynäk. **180**, 76 (1951).

Stoll, P. und *H. Zeitz:* Erfahrungen mit der Schwammbiopsie, Zbl. Gynäk. **74**, 769 (1952).

Súárez-Peregrin, E.: Eine neue Färbemethode für zytologische Abstriche zur Diagnostik maligner Prozesse (span.), Laboratorio (Granada) **13**, 223 (1952).

Thompson, L. R.: Wet suspension staining method for rapid examination of exfoliated cells and parasites from vagina and intestine, Amer. J. Surg. **86**, 92 (1953).

Thornton, M. J.: Tampon method for mass screaning to detect carcinoma of cervix uteri J. Amer. Med. Ass. **159**, 1177 (1955).

Tolles, W. E., R. C. Bostrom: Automatic screening of cytological smears for cancer; The instrumentation, Ann. N. Y. Acad. Sc. **63**, 1211 (1956).

Ucko, H. H.: Staining of vaginal smears, Lancet, London **2**, 1413 (1938).

Veziris, C. D.: Une nouvelle technique de coloration rapide des frottis vaginaux, Ann. endocr. **13**, 784 (1952).

Walker, H. L., T. J. Curphey: Uterine cancer diagnosis. Relative accuracy of vaginal smear and sponge biopsy technic, Amer. J. Obstetr. **64**, 1346 (1952).

Wied, G. L.: Technische und terminologische Hinweise zur zytologischen Hormondiagnostik am Vaginalausstrich, Röntgen-Laborat. praxis, Stuttgart **6**, 209 (1953).

Wied, G. L.: Importance of the site from which vaginal cytologic smears are taken. Amer. J. Clin. Path. **25**, 742 (1955).

Zinser, H. K.: Zur Anwendung spezialler Färbemethoden in der Zytodiagnostik, Zschr. Geburtsh. **140**, 299 (1954).

Zinser, H. K.: Fortschritte der zytodiagnostischen Methodik, Geburtsh. Frauenheilk. **14**, 989 (1954).

Hormonelle Zytologie

Alamanni, V.: Das Verhalten der alkalischen Phosphatase studiert an den Zellen der Vaginalabstriche (ital.). Riv. ostetr. **9**, 727 (1954).

Albeaux-Fernet, M., F. Busser u. *C. Zerah:* Biopsies cytohormonales de l'endométre et frottis vaginaux. Résultats comparés, Sem. hôp. Paris **26**, 4881 (1950).

Albeaux-Fernet, M., J. Masabraud, u. *J. Robert:* Aspects de la cytologie vaginale dans la ménopause et dans la castration. Leur intérêt pour l'interprétation de la physiologie et de la pathologie de ces états. Sem. hôp. 4415 (1954).

Alexiu, M.: Über die Physiologie der Vaginalschleimhaut bei Neugeborenen. Arch. Gynäk. **167**, 240 (1938).

Alexiu, M. u. *K. Hernberger:* Untersuchungen des Vaginalinhaltes bei Neugeborenen und Säuglingen. Zbl. Gynäk. **62**, 9 (1938).

Allen, E.: The oestruscycle in the mouse. Amer. J. Anat. **30**, 297 (1922).

Allen, E.: The menstrual cycle of the monkey, Macacus rhesus. Observations on the normal animals, the effect of removal of the ovaries and the effect of injection of ovarian and placental extract into the spayed animals. Contrib. to Embryology Carnegie Inst. **19**, 1 (1927).

Arist, N. D.: Der Vaginalzyklus seniler Frauen als biologischer Test für die Wirkung der östrogenen Hormone (russ.) Akuš. ginek. Moskva **2** (1948).

Arnold, E. u. *O. A. Roth:* Grenzen und Möglichkeiten der zytohormonalen Diagnostik aus dem Vaginalsekret im Rahmen einer gynäkologischen Sprechstunde bei einmaliger Untersuchung. Geburtsh. u. Frauenhk. **12**, 1110 (1952).

Arronet, G. H. u. *L. Turnbull:* Colpocytogramm and cornification index. Suggested standard for the reading of vagial smears in the normal menstrual cycle. Fertility a. steril. **8**, 465 (1957).

Ayre, W. B. and *J. E. Ayre:* Vaginal smear glycogen: Linitation as an index of estrogen activity. J. Clin. Endocr. **9**, 1359 (1949).

Arzac, J. P.: Der Wert der Zytologie für die Beurteilung der Ovarialfunktion und für die Erkennung des Uteruskarzinoms (span.). Ginec. obstetr. México **2**, 107 (1946).

Baisi, F.: Die Zytolyse im Vaginalabstrich. (ital.), Riv. ital. ginec. **39**, 229 (1956).

Bernard, I., M. Cator u. *M. de Labclause:* Technique de diagnostic de l'équilibre hormonale sexuelle par la méthod des frottis vaginaux. Comparison avec la biopsie cyto-hormonale de l'endométre. Gynéc. et Obstétr. Paris **47**, 781 (1948).

Bernard, I., M. Cator u. *M. de Labclause:* Sur deux test de la fonction hormonale sexuelle: Biopsie cytohormonale et examen cytologique de la desquamation vaginale. Compt. rend. Soc. franç. gynéc. **18**, 171 (1948).

Bernfeld, J. W. u. *A. D. Bezos:* Études des troubles menstruels chez la fileitte par les frottis vaginaux. Arch. franç. pédiatr. **9**, 39 (1952).

Besserer, G.: Das zytologische Bild des Scheidenabstrichs bei der glandulär-cystischen Hyperplasie. Arch. Gynäk. **180**, 74 (1951).

Bompiani, A. u. *P. Sora:* Vergleichende Bewertung kolpozytologischer Untersuchungen der Menge von Steroiden im Harn bei gynäkologisch funktionellen Diagnosen (ital.). An. Ostetr. *76*, 939 (1954).

Bonime, R. G.: Simple approach to the study of vaginal smears: Variations in the normal sexual cycle. Amer. Practitioner **2**, 664 (1948).

Bonime, R. G.: Vaginal smear in the evaluation of ovarian development and activity. Amer. J. Obstetr. Gynec. **60**, 1306 (1950).

Boschann, H.-W : Blutung im Senium nach Östrogensalbenbehandlung. Zbl. Gynäk. **75**, 1586 (1953).

Boschann, H.-W., K. A. Geese: Über die Wirksamkeit injizierbarer östrogener und androgener Depohormone und ihrer Mischungen beim klimakterischen Syndrom. Ärztl. Wschr. **9**, 833 (1954).

Boschann, H.-W. u. *S. Kur:* Über die Wirkung des 17-Äthinyl-19-Nortestosteronönanthats, eines neuen Gestagens mit Depotcharakter auf das Endometrium und das atrophische Vaginalepithel. Geburtsh. Frauenh. **17**, 928 (1957).

Bourg, R., F. van Meussel et *E. G. Lombaire:* Test cytologique vaginal dégénérescence ovulaire en cours de thérapeutique oestrogénique massive. Ann. endocr. Paris **14**, 262 (1953).

Bredahl, E.: Kontrolle der Östrogenbehandlung mit Hilfe der Vaginalzytologie. Behandlung mit Dimenformen prolongatum während des Klimakteriums (schwedisch). Nord. med. **57**, 674 (1957).

Brown, *W. E.* u. *J. T. Breadbury:* The use of human vaginal smear in the assay of oestrogens. J. Clin. Endocr. Springfield **9**, 725 (1949).

Burger, H. u. *O. A. Roth:* Über die Beurteilung des Progesteronspiegels durch die Pregnandiolausscheidung und die Vaginalsmearmethode nach Papanicolaou. Gynecologia **132**, 111 (1951).

Carenza, L. u. *G. Fumo:* Der Scheidenabstrich bei ovarektomierten Frauen nach Verabreichung hoher Dosen von Choriongonadotropin (ital.). Clin. ostetr. e ginecol. **57**, 74 (1955).

Castelain, G. u. *C.:* Possibilités et limites du cytodiagnostic extemporané (Considration sur 1000 confrontations cyto-histologiques). Presse méd. 1020 (1953).

Cazzalo, D. u. *P. Sora:* Bemerkungen und Überlegungen über die Vaginalzytologie in 230 Fällen von hypophysär-ovariellen Funktionsstörungen (ital.). Atti Soc. Ostetr. Ginec. **1**, 162 (1952).

Chicco, R. u. *E. Molfino:* Die Zytologie der Mund- und Scheidenschleimhaut während der normalen Gestationsvorgänge (ital.). Scritti ostetr. **7**, **11** (1954).

Ciulla, U.: Der Glykogengehalt der Vaginazellen und die hormonale Funktion (ital.). Ann. Ostetr. **74**, 147 (1952).

Cohen-Fraenkel, Th.: Der Einfluß des androgenen Hormons auf den Vaginalabstrich der Frau. Gynecologia Basel **133**, 11 (1952).

Corner, G. W.: Ovulation and menstruation in Macacus rhesus contribut to embryology Contribut: to Embryology, Carnegie Inst. Wash. **73**, 332 (1923).

Corner, G. W.: Relation between menstruation and ovulation in monkeys its possible significance for man. J. Amer. Med. Ass. **89**, 1838 (1927).

Corner, G. W.: Menstrual cycle of malayan monkey Macaca Irus. Anat. Rec. Philadelphia **52**, 401 (1932).

Cramer, H.: Zytologische und biologische Untersuchungen bei der mit Stilbenen behandelten senilen Kolpitis. Med. Klin. 891 (1953).

Čunderlik, V.: Die Bestimmung des Ovulationstermins aus dem vaginalen Zyklus der Frau. Zbl. Gynäk. **75**, 224, (1953).

Cuyler, W. K., L. A. Kaufmann, B. Carter, R. A. Ross, W. L. Thomas u. *L. Palumbo:* Genital cytology in obstetric and gynecology patients. A four-year study. Amer. J. Obstetr. Gynec. **62**, 262 (1951).

Dekonić-Milišević, V.: Die Anwendung der zytohormonalen Diagnostik zum klinischen Zweck (serbisch). Med. Pregl. 58 (1952).

Do Amaral Ferreira, C.: Ovulationsdiagnose mit Hilfe der Zytologie des Endometriums (portugiesisch). An. brasil. ginec. **22**, 121 (1957).

Do Amaral Ferreira, C.: The diagnosis of ovulation by endometrial cytology. Internat. J. Fertility **2**, 141 (1957).

Dierks K.: Der normale mensuelle Zyklus der menschlichen Vaginalschleimhaut. Arch. Gynäk. **130**, 46 (1927).

Dierks K.: Experimentelle Untersuchungen an der menschlichen Vaginalschleimhaut. Arch. Gynäk. **138**, 111 (1929).

Dierks, K.: Zur Frage des mensuellen Zyklus der menschlichen Vagina. Zbl. Gynäk. **54**, 1882 (1930).

Del Castillo, E. B., J. Argonz u. *C. Galli Mainini:* Cytologic cycle of the urinairy sediment and its parallelism with vaginal cycle. J. clin. Endocr. Springfield **8**, 76 (1948).

Durando, C. u. *G. Garbagni* Betrachtungen über den Vergleich des Wertes der hormonellen Zytodiagnostik aus dem Vaginalabstrich und der Funktionsdiagnose und am Geschabsel des Endometriums (ital.). Minerva ginec. Torino **7**, 5 (1955).

Eichenberger, E.: Die diagnostische Bedeutung der Vaginalabstrichtechnik nach Papanicolaou für die gynäkologische Endokrinologie. Schweiz. Med. Wschr. **81**, 1007 (1951).

Eidelsberg, J.: Oestrogens in urine and cytology of vaginal smears after the use of an oestrogenic cream. Amer. J. Med. Sc. **214**, 630 (1947).

Elia, de O.: Exfoliative Vaginalzytologie in den ersten Lebenstagen (ital.), Clin. ostetr., Roma **56**, 313 (1954).

Elsner, P. u. *H. Tischer:* Zytologische Veränderungen des Scheidenepithels bei kontrasexueller Hormontherapie weiblicher Genitalkarzinome. Gynaecologia Basel **136**, 208 (1953).

Farnard, A., J. Boute und *A. Ghilain:* Beitrag zur Kenntnis der zytologischen Vaginalabstriche (holl.), Ned. tschr. verlosk. **54**, 346 (1954).

Férin, J.: Etude du frottis vaginal chez la femme. I. Les frottis vaginal chez la femme castrée. II. Le cycle vaginal. III. Les effects des substances oestrogènes et progéstogènes sur le frottis vaginal de la femme en carence oestrogène. Ann. endocr. Paris **6**, 213 (1945), **8**, 297 (1947).

Férin, J.: Étude du frottis vagional chez la femme. III. Les effetes des substances oestrogènes et progestogênes sur le frottis vaginal du la femme en carence oestrogène. Ann. endocr. **8**, 297 (1947).

Férin, J.: Corrélation entre les données du frottis vaginal et les réponses des autres récepteurs folliculino-sensibles. Gynéc. et Obstétr. Paris **47**, 774 (1948).

Fraenkel, L., G. N. Paapnicolaou: Growth desquamation and involution of the vaginal epithelium of fetusses and children with the consideration of the related hormonal factors. Amer. J. Anat. **62**, 427 (1938).

Franceschini, M.: Zytometrische Veränderungen der oberflächlichen Zellen der Scheidenschleimhaut der Frau in den verschiedenen Lebensaltern und in verschiedenen Phasen des Menstruationszyklus (ital.). Atti Soc. ital. anat. **166** (1952).

Franceschini, M.: Zytometrie der oberflächlichen Epithelzellen der menschlichen Scheide und ihre Variationen in bezug auf Alter und verschiedene Zeitpunkte des Geschlechtslebens (ital.). Minerva ginec. Torino **5**, 205 (1953).

Foraker, A. G., J. W. Reagan: Nuclear size and nuclear: Cytoplasmic ratio in the delineation of a typical hyperplasie of the uterine cervix. Cancer (Philadelphia) **9**, 470 (1956).

Frontera, F.: Die Vaginalzytologie und der kolpozytologische Index bei stillenden Frauen (ital.). Arch. Ostetr. ginec. Napoli **61**, 269 (1956).

Gavin, J. A. und *J. Betella-Llusia:* Studien über die Vaginalzytologie bei der Frau (span.). Med. españ. **6**, 120 (1941).

Geist, S. H. and *U. J. Salmom:* Evaluation of human vaginal smear in relationship to histology of the vaginal mucosa. Amer. J. Obstetr. Gynec. **38**, 392 (1939).

Geist, S. H., U. J. Salmom, J. A. Geains and *R. T. Walter:* The biologic effect of androgen in women. J. Amer. Med. Ass. **111**, 1539 (1940).

Gerli, M.: Untersuchungen über den kolpozytologischen Index beim Neugeborenen (ital.). Arch. ostetr. ginec. Napoli **54**, 583 (1949).

Gerli, M.: Vergleich über den Wert des kolpozytologischen Index und des acidophilen Index in der organfunktionellen Diagnostik. Untersuchungen des Vaginalabstrichs Neugeborener (ital.). Minerva ginec. Torino **4**, 99 (1952).

Ghilain, A. et *W. Peers:* Réaction de l'épithélium vaginal du premier tiers de la gestation aux diethylstilboestrol. Ann. endocr. Paris **14**, 249 (1953).

Gillman, J.: Cyclic changes in vaginal smear in baboon and its relationship to perineal swelling. S. Afr. J. Med. Sc. **2**, 44 (1937).

Gisbertz, H.: Zur Frage der periodischen Veränderungen des menschlichen Scheidenschleimhautepithels, Arch. Gynäk. **136**, 362 (1929).

Gitsch, E.: Die Kolpozytologie ein unentbehrlicher Faktor für den hormonalen Status der Frau. Wien Med. Wschr. 935 (1954).

Gofšteju, R. A.: Zytologische Untersuchungen der Vaginalabstriche bei kombinerter Schlamm- und Hormontherapie der Ovarialhypofunktion (russ.). Akus i ginek. **4**, 63 (1953).

Goldhar, A., M. H. Gready, W. H. Marters: The vaginal smear an ovulatory index. Fertility and Steril. N. Y. **3**, 376 (1952).

Gompel, C.: Étude de la cytologie vaginale après ovariectomie et surrénalectomie bilatérales chez des malades atteintes de cancer du sein généralisé. Press. méd. 538 (1957).

Gori, R. M., E. Bayona: Über den Vaginalausstrich beim Neugeborenen. Die genitale Krise (spanisch). Obstetr. latino-amer. **2**, 532 (1944).

Griethuysen, van C. J.: Un regard sur la cytology hormonal. Bull. Soc. clin. Charleroi **4**, 88 (1953).

Guidici, E. e *F. Varna:* Die zytohormonale Untersuchung und das Syndrom der Hyperfollikulinie (ital). Minerva ginec. Torino **6**, 815 (1954).

Gurtovoj, B. L.: Einige Eigentümlichkeiten der Zytologie der Vagina im Zusammenhang mit dem Geschlecht des Foetus (russ.). Probl. endokr. Moskva **6**, 99 (1956).

Hecht, E.: The cytological significance of hyperestrinism. Amer. J. Obstetr. Gynec. **62**, 135, (1951).

Heller, C. G., J. P. Farney, D. N. Morgan u. *G. B. Myers:* Correlation of ovarian and endometrial histology vaginal epithelium gonadotropic hormone excretion and day of menstruel cycle, in 28 women. J. Clin. Endocr. Springfield **4**, 95 (1944).

Heller, C. G., J. P. Farney, G. B. Myers: Development and correlation of menopusal symtoms, vaginal smear and urinairy gondotropin changes following castration in 27 women. J. Clin. Endocr. Springfield **4**, 101 (1944).

Heller, C. G., R. E. Chandler, G. B. Myers: Effects of smal and large doses of diethylstilboestrol upon menopausal symptoms, vaginal smears and urinairy gonadotrophins in 23 cophorectomized women. J. Clin. Endocr. Springfield **4**, 109 (1944).

Herrnberger, K.: Über die Beeinflussung des kindlichen Vaginalepithels durch Follikelhormon. Arch. Gynäk. **167**, 506 (1938).

Herrnberger, K. u. *F. H. Horstmann:* Der Glykogengehalt des kindlichen Vaginalepithels und seine Veränderung nach Follikelhormongaben. Arch. Gynäk. **168**, 451 (1939).

Hopman, B. C.: Das vaginale Ausstrichpräparat beim neugeborenen Kind (niederl.). Ned. tschr. verloks. **50**, 108 (1950).

Hopman, B. C.: Kennzeichen der Amenorrhoe im vaginlanen Ausstrichpräparat (niederl.). Ned. tschr. verlosk. **50**, 285 (1950).

Hopman, B. C.: Über die Kennzeichen des vaginalen Ausstrichpräparats in Geburtshilfe und Gynäkologie (niederl.). Dissert. Amsterdam (1951).

Jayle, M. F., O. Crépy, B. Schramm, S. Vandel et *O. Judas:* Exploration biochimique biologique et cytohormonale d'un cycle menstruel. Ann. endocr. Paris **11**, 545 (1950).

Keller, F.: Über den Menstruationszyklus der menschlichen Scheide. Zbl. Gynäk. **54**, 641 (1930).

Klaften, E.: Über die hormonale Steuerung der biologischen Vorgänge im Scheidenrohr. Wien. Klin. Wschr. **49**, 1560 (1936).

Krohn, L., H. Harris u. *O. Hech'er:* Sources of error in the detection of ovulation. Correlation of vaginal smear studies with urinary pregnandiol glucuronidate determinations. Amer. J. Obstetr. Gynec. **44**, 213 (1942).

Kučzevič-Svarc, T.: Der Einfluß der Hormone auf das zytologische Bild der Scheide (serb.). Med. Arch. **7**, 101 (1953).

Leizinger, E.: Ichth-oestren-Effekt im zytologischen Test. Zbl. Gynäk. **74**, 413 (1952).

Lencioni, L. J.: Vergleichende Untersuchung von Vaginal- und Harnsedimentabstrichen (span.). Medicina, B. Aires **12**, 73 (1953).

Lichtwitz, A. u. *M. Fitoussi:* Les frottis vaginaux et les autres méthodes d'exploration ovarienne. Sem. hôp. Paris **23**, 687 (1947).

Lichtwitz, A. u. *M. Fitoussi:* Les frottis dans les dysfonctions ovariennes. Sem hôp. Paris **23**, 695 (1947).

Lichtwitz, A. u. *M. Fitoussi:* Le film de l'oestrogénie cellulaire dans l'aménorrhée les règles irrégulières, les hémorrhagies uterines. Sem. hôp. Paris **23**, 701 (1947).

Long, J. A. u. *H. Evans:* The oestrus cycle in the rat and its associated phenoma. Mem. Univ. Callifornia **6**, 1 (1922).

Lorenzini, P., E. Nenni u. *G. Veggetti:* Beitrag zur besseren Kenntnis der Beziehungen zwischen chemischen Befunden für Östrogene und 17-Ketosteroide und Vaginalabstrich nach Papanicolaou. Vergleichende Betrachtungen bei Hyper- und Hypoöstrogenurie (ital.). Endocr. Bologna **21**, 193 (1953).

MacStreeney, D. J.: The vaginal smear. Aid in office diagnosis of nonmalignant conditions. Obstetr. a Gynecol. **8**, 55 (1956).

Malsch, H. u. *A. Schmitt:* Zyklische Veränderungen der Kerngrößen im Vaginalabstrich der Frau. Klin. Wschr. **30**, 15 (1952).

Marques, V. M.: Zyklische Veränderungen der Vaginalschleimhaut der Frau (span.). An. Cát. Clin. Gynéc. B. Aires **1**, 396 (1942).

Mello, M. I.: Contribution to the study of vaginal smears and hormonal excretion during normal menstrual cycle. Acta physiol. latino-amer. **2**, 48 (1953).

Meensel, van F.: Action des oestrogènes et de la progésterone dans le post partum immédiat au point de vue cytologie vaginale. Bull. Féd. Soc. Gynéc. Obstétr. **4**, 102 (1952).

Milani, L. u. *E. Padovani:* Veränderungen des kolpozytologischen Bildes bei Frauen mit endgültiger postklimakterischer Amenorrhoe durch die Behandlung durch Filatow (ital.). Onad. clin. Ostetr. **9**, 79 (1954).

Montalvo, L. u. *C. Slocer Castro:* Die Biologie der kindlichen Vagina (span.). Arch. med. exper. Madrid **15**, 249 (1952).

Montalvo, L.: Die Wirkung des Desoxycorticosterons auf das Vaginalepithel der kastrierten Frau (span.). Acta ginec. Madrid **4**, 243 (1953).

Moracci, E.: Intérêt pratique de la détermination de l'index colpocytologique des frottis vaginaux. Gynéc. prat. **4**, 29 (1953).

Moreau, H.: Periodische Veränderungen im Vaginalsekret der Nagetiere. J. Anat. Physiol. London **25**, 277 (1889).

Murray, E. G.: Studien über Veränderungen des Zellinhaltes der Vagina. Arch. Gynäk. **165**, 635 (1938).

Murray, E. G. u. *K. Herrnberger:* Vaginalzyklus bei ovariell gestörten und kastrierten Frauen. Arch. Gynäk. **166**, 216 (1938).

Murray, E. G. u. *K. Herrnberger:* Über den funktionellen Zustand der Scheidenschleimhaut nach operativem Eingriff am Genitale. Arch. Gynäk. **167**, 167 (1938).

Mussio Fournier, J. C., J. Morato Manaro u. *V. Blanco:* Der klinische Wert der Beurteilung des Vaginalsekrets. (span). Arch. urug. med. **23**, 1 (1954).

Napp, J. H. u. *J. Ploetz:* Der Wert des Vaginalabstrichs Diagnose und Behandlung der funktionellen Amenorrhoe und der zystisch-glandulären Hyperplasie des Endometriums. Med. Klin. 104 (1952).

Narducci, U. u. *M. Ceutonze:* Pharmakologische Einflüsse des Acethylcholins auf die Vaginalzytologie (ital.). Riv. pat. clin., Parma **8**, 79 (1953).

Nicolas, J.: Notions indespensables à le pratique des frottis vaginaux hormonaux. Rev. praticien. Paris 1387 (1952).

Nizza, M., M. Giardiuelli: Studium der Wirkung von rektal verabreichten natürlichen und synthetischen Östrogenen mit Hilfe der Kontrolle des Vaginalsmears (ital.). Minerva ginec. Torino **6**, 548 (1954).

Olivelli, F.: Beurteilung der Kernplasmabeziehungen bei den abgestoßenen Zellen des Scheidenepithels (ital.). Quad. Clin. ostetr., Parma **7**, 473 (1952).

Palmer, R. u. *C. Boudet:* Que peut-on attendre du cyto-diagnostic vaginal dans la stérilité ? Gynéc. et Obstétr. Paris **47**, 777 (1948).

Papanicolaou, G. N.: The sexual cycle in the human female as revealed by vaginal smear. Amer. J. Anat. **52**, Suppl. 519 (1933).

Papanicolaou, G. N. u. *E. Shorr:* Action of ovarian follicle hormone in ovarien insufficiency in women as indicated by vaginal smears. Proc. Soc. Exper. Biol. Med. N. Y. **32**, 585 (1935).

Papanicolaou, G. N., S. Herbert u. *E. Shorr:* Inhibitory effects of male sex hormone in human menstruation and their evaluation by vaginal smears. Proc. Soc. Exper. Biol. Med. N. Y. **37**, 689 (1938).

Papanicolaou, G. N., H. S. Repley u. *E. Shorr:* Supressive action of testosterone propionate on menstruation and its effect of vaginal smears. Endocrinology Springfield Jll. **24**, 339 (1939).

Papanicolaou, G. N.: Some characteristic changes in the consistency of the uterine secretion. Anat. Rec. Philadelphia **91**, 31 (1945).

Picard, D.: Recherches caryométriques sur l'épithélium utérine au cour de l'hyperfolliculinie. Compt. rend. Soc. biol. Paris **10**, 199 (1949).

Picard, D.: Sur les noyaux de l'épithélium utérine au cours de l'hyperfolliculinie. Compt. rend. Ass. anat. (Paris) **39**, 581 (1949).

Pollosson, E., P. Haour u. *J. Tatin:* Étude comparative de la cytologie vaginal et du dosage de FSH dans les aménorrhée. Bull. Féd. gynéc. et obstétr. **3** 660 (1951).

Pollosson, E., J. Mathieu, P. Haour: Étude de la cytologie vaginal dans les seins douloureux. Gynéc. et obstétr. Paris. **50**, 260 (1951).

Pollosson, E., P. Haour u. *A. Ranchet:* Flore lactique (bacille de Döderlein) et cytologie vaginal. Bull. Féd. gynéc. et obstétr. **3**, 659 (1951).

Pouchet, F. A.: Théorie positive de l'ovulation spontanée et de la fécondation des mammifères et de l'espère humaine basèe sur l'observation de toute la série animale. Paris I. B. Baillière (1847).

Probst, V., O. A. Roth: Über die Bedeutung des Vaginalabstrichs zur Erkennung des Follikelhormonspiegels. N. med. Welt (Stuttgat) 590 (1951).

Puccioni, L.: Histologisch nachweisbare zyklische Veränderungen am Vaginalepithel entsprechend der Ovarialfunktion (ital.). Riv. ital. ginec. **6**, 544 (1927).

Pundel, P.: Action de la testostérone administrée à doses massives sur la cytologie vaginal chez la femme. Compt. rend. Soc. biol. Paris **143**, 1600 (1949).

Pundel, P.: Du raport entre de l'indice acidophilique et caryopycnotique des frottis vaginaux en fonction de l'activité oestrogénique. Acta clin. Belg. **5**, 66 (1950).

Pundel, P., I. Bernard, D. Bernard: Renseignements pratiques histophysiologiques que l'on peut déduire de l'étude de la cytologie vaginale. Compt. rend. Soc. frç. gynéc. **20**, 211 (1950).

Pundel, P.: Étude des réactions vaginales hormonales chez la femme par la méthode colchicinique. Ann. endocr. Paris **11**, 659 (1950).

Pundel, J. P.: Les modification vaginales au cours des divers traitment de l'amenorrhoe hypohormonale. Bull. Féd. Soc. Gynéc. et Obstétr. **5**, 113 (1953).

Pundel, J. P. u. *C. Lichtfus:* La pycnose nucléaire des cellules vaginales. Etude critique des différents. critères. Nécessité d'une définition précise et standardisée. Bull. Soc. Belge Gynéc. et Obstétr. **26**, 630 (1956).

Pundel, J. P.: Die androgenen Abstrichbilder. Arch. Gynäk. **188**, 577 (1957).

Quinet, A. A.: Die vaginale Zytologie für die Beurteilung der Ovarialfunktion (portug.). Arch. brasil. ginec. **7**, 53 (1944).

Raffo-del-Campo, M. A., A. Kupman u. *F. Patron:* Die Kolpozytologie bei Amenorrhoen (span.). Sem. méd., B. Aires **71**, 3184 (1954).

Rakoff, A. E., L. G. Fio, L. Goldstein: The biologic characteristics of the normal vagina. Amer. J. Obstetr. Gynec. **47**, 467 (1944).

Rakoff, A. E.: Vaginal smear for the determination of ovarian function. In Sturgis and Meigs: Progress in Gynecology, p. 81 (1946).

Ramirez, E.: Über die zyklischen Veränderungen an der Vagina der Frau (span.). Rev. mex. biol. **8**, 1 (1928).

Rauscher, H.: Vergleichende Untersuchungen über das Verhalten des Vaginalabstrichs der Cervixfunktion und der Basaltemperatur in zweiphasischen Zyklen. Geburtsh. Frauenheilk. **14**, 327 (1954).

Retterer, de E.: Sur la morphologie et l'évolution de l'épithélium du vagin des mammifères. Compt. rend. Soc. biol. Paris **44** 101 (1892).

Richardson, H. B., E. Shorr, G. N. Papanicolaou: Biologic assay of oestrogenic substances in human by use of vaginal smears. Transact. Ass. Amer. Physicans **51**, 213 (1936).

Riley, G. M., E. Doutas u. *B. Gill:* Use of serial vaginal smears in detecting time of conlation. Fertility and steril. **6**, 86 (1955).

Ripley, H. S., E. Shorr, G. N. Papanicolaou: The effect of treatment of depression in the meopause with oestrogenic hormone. Amer. J. Psychiatr. **96**, 906 (1940).

Ripley, H. S. u. *G. N. Papanicolaou:* The menstrual cycle with vaginal smear studies in schizophrenia, depression and elation. Amer. J. Psychiatr. **98**, 267 (1942).

Romani, J. D.: L'exploration fonctionelle des troubles de le castration chez la femme. Valeur comparée des tests subjectifs et vaginaux. Rev. frç. gynéc. **44**, 334 (1949).

Roth, D. B.: The use of vaginal smears in the study of sterility. Urol. Cut. Rev. (West Palm Beach, Fla.) **52**, 590 (1948).

Roth, O. A.: Das Kolpozytogramm als Kontrollmethode der Follikelhormonwirkung. Zbl. Gynäk. **74**, 1489 (1952).

Rubenstein, B. B.: The relation of cyclic changes in human vaginal smears to body temperatures and basal metabolic rats. Amer. J. Physiol. **119**, 635 (1937).

Rubenstein, B. B.: The vaginal smear, basal body temperature technic and its application to the study of functionell sterility in women. Endocrinology Springfield Jll. **27**, 843 (1940).

Rubenstein, B. B., D. R. L. Dancan: A technic for assay of oestrogen by evaluation of human vaginal smears and comparition with urinary oestrogen assay on the mouse uterus. Endocrinology Springfield Jll. **28**, 911 (1941).

Rückel, N. u. *K. Klein*: Cytologische Untersuchung über die Wirkung eines neuen progestativen Stoffes bei der drohenden Fehlgeburt. Med. Klin. **53**, 100 (1958).

Russel, P. B.: Oral smears compared with vaginal smears. South Med. J. Burmingham Ala. **40**, 561 (1947).

Salinger, S.: Proliferative effect of testosterone-propionate on human vaginal epithelium. Acta endocr. K'hvn. **4**, 265 (1950).

Salmon, U. J.: Effect of testosteronepropionate upon gonadotropie hormone excretion and vaginal smears of human female castrate. Proc. Soc. Exper. Biol. Med. N. Y. **37**, 488 (1937).

Salmon, U. J., S. H. Geist, R. I. Walter: Effect of testosteronpropionate on glycogen contents of humen vaginal smears. Proc. Soc. Exper. Biol. Med. N. Y. **39**, 467 (1938).

Salmon, U. J., S. H. Geist, J. A. Gaines and *R. I. Walter*: Therapeutic evaluation of testosteronpropionate, methyltestosterone, ethinyltestosterone and androgen implantation. Amer. J. Obstetr. Gynec. **41**, 990 (1941).

Sannicandro, G. Die Wirkung von Progesteron auf die menschliche Vaginalschleimhaut (ital.). Atti Soc. ital. ostetr. **35**, 26 (1939).

Sannicandro, G.: Die Wirkung von Testosteron auf das menschliche Vaginalepithel bei Kastratinnen (ital.). Atti Soc. ital. ostetr. **36**, 23 (1940).

Schmidt, A.: Eine Gradeinteilung für die funktionelle Zytodiagnostik in der Gynäkologie. Geburtsh. Frauenheilk. **13**, 593 (1953).

Schockaert, J. A., J. Férin: Les corps oestrogènes synthetiques Leur activité expérimentale et clinique. Bull. Soc. Gynéc. Obstétr. **15**, 319 (1939).

Schockaert, J. A., J. Férin: L'influence des hormones genitales sur biologie du vagin. Gynéc. et Obstétr., Paris **47**, 421 (1948).

Shak, P. M.: Cytology of human vagina in certain hormonell disturbances. Indian J. J. Med. Sc. **6**, 683 (1952).

Shearman, A. M. and *T. H. McGerack*: A comparison of the influence of alpha-oestradiol-dipropionate and of oestradiol-cyclopentyl-propionate on the vaginal mucose of the non menstruation and irregulary menstruating women. Amer. J. Obstetr. Gynec. **66**, 178 (1953).

Shorr, E., G. N. Papanicolaou, B. F. Stimmel: Neutralization of ovarian follicular hormone in women by simultanious administration of male sex hormones. Proc. Soc. Exper. Biol. Med. N. Y. **38**, 759 (1938).

Shorr, E. u. *G. N. Papanicolaou*: Action of gonadotropic hormones in amenorrhea as evaluated by vaginal smears. Proc. Soc. Exper. Biol. Med. N. Y. **41**, 629 (1939).

Shorr, E., F. H. Robinson and *G. N. Papanicolaou*: A clinical study of the synthitic oestrogens stilboestrol. J. Amer. Med. Ass. **113**, 2312 (1939).

Shorr, E.: Effect of concomitant administration of oestrogens and progesterone on vaginal smears in man. Proc. Soc. Exper. Biol. Med. N. Y. **43**, 501 (1940).

Shorr, E., E. J. Cohen: Use of colchicin in detecting hormonal effects on vaginal epithelium of menstruating and castrated women. Proc. Soc. Exper. Biol. Med. N. Y. **46**, 330 (1941).

Shorr, E.: An evaluation of the clinical applications of the vaginal smear method. J. Mount Sinai Hosp. N. Y. **12**, 667 (1945).

Smolka, H. u. *L. Kosch*: Über zytologische Veränderungen am Vaginalepithel der Neugeborenen. Geburtsh. Frauenheilk. **14**, 337 (1954).

Smolka, H.: Über multinukleäre Pseudoriesenzellen im Vaginalabstrich. Zbl. Gynäk. **78**, 1769 (1956).

Sora, P.: Anwendung des Vaginalabstrichs zum Studium der Reaktion des Genitalapparates (ital.). Minerva ginec., Torino **4**, 54 (1952).

Stockard, C. R. u. *G. N. Papanicolaou*: The existence of a typicle oestrus cycle in the guinea pig with a study of its histological and physiological changes. Amer. J. Anat. **22**, 225 (1917).

Stoll, P. u. *H. Muth:* Die Bedeutung des Vaginalsmears in der Differentialdiagnose gutartiger gynäkologischer Erkrankungen. Geburtsh. Frauenheilk. **12**, 424 (1952).

Stoll, P. u. *H. Jaeger:* Histologie und Zytologie als Hilfsmittel der gynäkologischen Funktionsdiagnostik. Geburtsh. Frauenheilk. **14**, 322 (1954).

Szabó, E., J. Görres u. *G. Domány:* Der Wert der zytologischen Untersuchung der Vaginalabstriche in der Diagnose des Zyklus und nach Amenorrhoe (ungar.) Magy. nöorv. lap. **18**, 111 (1955).

Toaff, R.: Die Funktion des Ovariums und die Vaginalzytologie (ital.). Minerva ginec. Torino, **3**, 194 (1951).

Tortora, M.: Die exfoliative Zytologie, Möglichkeiten und Grenzen (ital.). Arch. ostetr. ginec. Napoli **57**, 388 (1952).

Tribalet, M.: Recherches sur le glycogène dans les frottis vaginaux. Compt. rend. Soc. frç. gynéc. **20**, 220 (1950).

Trujillo Jauregui, H.: Qualitative und quantitative Untersuchungen über das Glykogen der Zellen des Vaginalepithels als Test für die Funktion des Ovariums (span.). Rev. Fac. med. Bogotá **13**, 380 (1944).

Vokaer, R.: Le diagnostic cytologique de la grossesse au moyen du sédiment urinaire. Bull. Ass. gynéc. obstétr. **1**, 104 (1949).

Wachtel, E., J. A. Plester: Hormonal assessment by vaginal cytology. J. Obstetr. (London) **61**, 155 (1954).

Wahi, P. N. u. *U. Mehta:* Vaginal cytology in ovulatory and anovulatory cycles. Indian J. Med. Sc. **6**, 477 (1952).

Wied, G. L.: Beitrag zur androgenen Hormonwirkung auf das Vaginalepithel und das Epithel der Blase. Ärztl. Wschr. Berlin 844 (1952).

Wied, G. L.: Der zytologische Ausstrichtyp der Patientin mit klimakterischen Ausfallbeschwerden. Zbl. Gynäk. **75**, 1578 (1953).

Wied, G. L.: Östradiol-vallerianat u. Östra-diol-undecylat; zwei neue protrahiert wirkende Östrogene. Wirkungsvergleich mit Östradiolbenzoat. Geburtsh. Frauenheilk. **14**, 45 (1954).

Wied, G. L., G. Suchowsky: Über die protrahierte Wirkung von Testosteronestern bei der Frau. Geburtsh. Frauenheilk. **14**, 645 (1954).

Wied, G. L.: Suggested standard for caryopygnosis use in hormonal reading of vaginal smears. Fertility and steril. N. Y. **6**, 61 (1955).

Wied, G. L.: Climacteric amenorrhea. A cytohormonal test. for differential diagnosis. Obstetr. Gynecol. **9**, 646 (1957).

Woolner, A.: The menstrual cycle in the human cervical mucosa and its clinical significance. Amer. J. Surg. **52**, 331 (1942).

Young, S., R. D. Bulbrook, F. C. Greenwood: The correlation between urinary oestrogens and vaginal cytology. Lancet London I, 350 (1957).

Zaharescu-Karaman, N., M. Alexiu u. *A. Ursu:* Der Sexual-Scheidenzyklus des Neugeborenen während der Genitalkrise. Arch. Gynäk. **165**, 116 (1938).

Zondek, B., R. Toaff, S. Rozin: Cyclic changes in the vaginal but not in the uterine mucosa of amenorrheic women in use by single injection of östrone and progesterone precipitates. J. Clin. Endocr. Springfield. **10**, 615 (1950).

Zytologie der Menopause

Bourg, R. et *J. P. Pundel:* Étude des frottis vaginaux postménopausiques. Rev. méd. Liège **5**, 691 (1950).

Bourg, R. et *J. P. Pundel:* Ménopause et frottis vaginaux. Acta ginec., Madrid **1**, 62 (1951).

Bourg, R.: Les frottis de ménopause et d'atrophie. Considération pratiques. Gynéc. prat. Paris **3**, 7 (1952).

Geese, K. A. und *G. L. Wied:* Erfahrungen bei der Behandlung von Klimakterikerinnen mit Östrogen-Androgen-Gemischen. Ärztl. Wschr. **8**, 712 (1953).

Huber, H. und *G. Besserer:* Über den zytologischen Nachweis oestrogener Funktionen bei alten Frauen und gut- und bösartiger Proliferation am Genitalsystem. Geburtsh. Frauenheilk. **12**, 708 (1952).

Hahn, H.: Die Erleichterung der zytologischen Diagnose des Uteruskarzinoms nach Papanicolaou und Traut in der Menopause durch Vorbehandlung mit Follikelhormon. Zbl. Gynäk. **72**, 294 (1950).

Jukos, D.: Hormonzytologische Untersuchungen in der Menopause (ungar.). Magy nöorv. lap. **17**, 24 (1954).

Kernodle, J. R. u. *W. K. Cuyler:* Vaginal cytology of postmenopausal women. I. Cytologic variation in vaginal smear. South Med. J. **41**, 861 (1948).

Kernodle, J. R. u. *W. K. Cuyler:* Vaginal cytology of postmenopausal women. II. Acidophilic atrophic vaginal epithelium. South Med. J. **41**, 869 (1948).

Nykliček, O.: Ein Beitrag zur Endokrinologie der Menopause (tschech.). Čsl. gynaek. **22** 201 (1957).

Oxhorn, H., N. W. Philpott: Cytology and the menopause. J. Internat. Coll. Surgeons, Chicago **12**, 506 (1949).

Papanicolaou, G. N.: The existence of a „postmenopausal" rhythm in women as indicated by the study of vaginal smears. Anat. Rec. Philadelphia **55**, 71 (1933).

Papanicolaou, G. N., E. Shorr: The action of ovarian follicular hormone in the menopause as indicated by vaginal smears. Amer. J. Obstetr. Gynecol. **31**, 5 (1936).

Papanicolaou, G. N: On the continuation of sexual rhythm after menopause. Anat. Rec. Philadelphia **64**, 36 (1936) Suppl. 3.

Sala, F: Die Wirkung von Testosteron auf die Vaginalzytologie in der Menopause verabreicht bei einmaliger Dosis und langsamer Resorption (ital.) Rass. ostetr. Napoli **58**, 237 (1949).

Salinger, S.: L'action de la testostérone sur l'épithélium vaginal de la femme ménopausée ou castrée. Bull. Ass. gynéc. obstétr. Paris **1**, 203 (1949).

Salmon, U. J. and *R. T. Frank:* Hormonal factors effecting vaginal smears in castrates and after the menopause. Proc. Soc. Exper. Biol. Med. N. Y. **33**, 612 (1936).

Shearman, A. M., M. Vogel und *Th. H. McGavack:* Responses of the vaginal epithelium of postmenopausal women to single dosis of oestrogens. J. Geront. St. Louis **7**, 549 (1952).

Sora, P.: Beobachtungen und Überlegungen zu einigen Befunden der Vaginalzytologie im Senium (ital.). Minerva ginec., Torino **4**, 20 (1954).

Zervix und Endometriumzytologie

Cary, W. H.: A method of optaining endometrial smears for study of their cellular content. Amer. J. Obstetr. **46**, 422 (1943).

Curty, L. u. *M. Gaudefroy:* Intérêt et resultats des examen conjugués de la biopsie d'endomètre et des frottis vaginaux. Bull. Ass. gynéc. obstétr. Paris **2**, 442 (1950).

Curty, L. u. *M. Gaudefroy:* Intérêt des examens conjugués de la biopsie d'endomètre et des frottis vaginaux. J. sc. méd. Lille **69**, 350 (1951).

Dyková, H.: Zyklische Veränderungen im zytologischen Bild des Cervixsekretes (tschech.). Čsl. gynaek. **19**, 395 (1954).

Férin, J. et *R. Demol:* Corrélation et discordances entre le frottis vaginal et l'image endométrial. Ann. endocr. Paris **11**, 668 (1950).

Gitsch, E. und *E. Seibert:* Die glanduläre Hyperplasie des Endometriums im Spiegel der Zytologie des Scheidenepithels. Zschr. Geburtsh. Stuttgart **140**, 266 (1954).

Nykliček, O.: Vergleichende Studie über die Korrelation zwischen Histologie der Endometriumschleimhaut und Zytologie der Scheidenabstriche bei der glandulärzystischen Hyperplaise. Zbl. Gynäk. **77**, 775 (1955).

Pye, A.: Valeur comparée des frottis vaginaux et de la biopsie d'endomètre. Gynéc. prat. Paris **3**, 25 (1952).

Traut, H. F. u. *G. N. Papanicolaou:* Vaginal smear changes in endometrial hyperplasias and in cervical keratosis. Anat. Rec. Philadelphia **82** (1942).

Waschke, G.: Das Vaginalabstrichbild im Vergleich zu den Endometriumveränderungen bei Blutungen im Klimakterium. Zbl. Gynäk. **78**, 1775 (1956).

Winer, M. L., S. A. Gunn u. *J. E. Ayre:* Cytodiagnosis of endmetrium. New, simple office procedure. Obstetr. a. Gynecol. **5**, 279 (1955).

Gravidität

Appel, W. u. *G. Waschke:* Zur Bedeutung der Ante-Partum-Zellen im Urinsedimentausstrich Schwangerer. Zbl. Gynäk. **75**, 1510 (1953).

Artner, J. u. *A. Koller:* Zur Frage der praenatalen Geschlechtsbestimmung aus dem Scheidenabstrich. Schweiz. Med. Wschr. **83**, 55 (1953).

Balandin, A. D., K. V. Judaev, G. Musatova u. *L. M. Jegatarow:* Das zytologische Bild des Vaginalabstrichs in den verschiedenen Perioden der Schwangerschaft, bei der Geburt und in der Periode nach der Geburt (russ.). Akuš. ginec., Moskva **1**, 42 (1953).

Bonime, R. G.: Application of the vaginal smear to the diagnosis of pregnancy. Amer. J. Obstetr. Gynec. **58**, 524 (1949).

Bourg, R.: Zytology vaginale du 1er au 4e mois de la gestation normale. Gynéc. et obstétr. Paris **53**, 541 (1954).

Bravo, A. A., M. G. Ramos, E. G. Murillo u. *M. D. México:* Die Vaginalzytologie und die Zytologie des Urinsediments während der Schwangerschaft (span.). Rev. Colomb. Obstetr. y Ginecol. **8**, 77 (1957).

Castro Caldas, de A.: Der Wert der Vaginalzytologie beim drohenden Abort (port.). Gaz. méd. portug. **7**, 287 (1954).

Demol, R.: Les frottis vaginaux de la grossese normale. Bull. Féd. Soc. Gynéc. Obstetr. **5**, 408 (1953).

Fletscher, C. F.: A study of the possible significance of the vaginal smear as an identional factor in the diagnosis of incomplete abortion. Amer. J. Obstetr. Gynec. **59**, 562 (1940).

Finotti, A. und *A. Bertalgia:* Die Pregnandiolbestimmung im Urin und die Zytohormonale Untersuchung in der physiologischen Gravidität (ital.). Riv. ital. ginec. **38**, 253 (1955).

Garcia-Hernández, A.: Einige Aspekte der Kolpozytologie in der Geburtshilfe (span.). Tokoginec. práct. Madrid **15**, 713 (1956).

Gaudefroy, H.: La biocytologie vaginale: Baromètre de la grosseses. Compt. rend. Soc. frç. gynéc. **26**, 93 (1956).

Gábor, P. und *J. Pinkovich:* Über die Herkunft der Antepartumzellen (ung.). Magy nöorv. lap. **18**, 121 (1955).

Hilvich, N. M. and *M. M. Hipke:* Endometrial and cytologic atypism in the postabortial state. Obstetr. gynec. **6**, 452 (1955).

Hopman, B. C.: Über die Kennzeichen der Schwangerschaft im vaginalen Ausstrichpräparat (niederländisch). Ned. tschr. verlosk. **50**, 138 (1950).

Koller, A. u. *J. Artner:* Der Scheidenabstrich als diagnostisches Hilfsmittel zur Früherkennung von Schwangerschaftsstörungen. Wien. klin. Wschr. 489 (1953).

Koller, A. u. *J. Artner:* Die Zytologie der normalen Schwangerschaft. Gynecologia (Basel) **136**, 137 (1953).

Langreder, W.: Zur Zytologie des Fruchtwasser (Blasensprungdiagnose und Geschlechtsvoraussage). Zschr. Geburtsh. **136**, 136 (1952).

Laffont, A. u. *R. Bourgeret:* Diagnostic de grossese et frottis vaginaux. Gynéc. Obstétr. **53**, 529 (1954).

Lauricella, E. u. *G. Giorgetti:* Der Scheidenabsrtich in der normalen Schwangerschaft und beim Abort (ital.). Clin. ostetr. Roma **55**, 319 (1953).

Lemberg, L., S. Siegfried u. *O. Stamm:* Der Vaginalabstrich am Schwangerschaftsende und seine diagnostische Verwendung zur Bestimmung des Geburtstermins. Geburtsh. u. Frauenheilk. **14**, 885 (1955).

Lemberg-Siegfried, S., O. Stamm u. *H. Watteville:* Le frottis vaginale au différentes stades de grossese normale et pathologique. Press. méd. 1558 (1955).

Lencioni, L. J., R. R. Berli, J. J. Staffieri: Étude du prégnandiol urinaire et de la cytologie urinaire (urocytogramme) dans le cycle sexuell et dans la grossese normale et pathologique. Ann. endocr. Paris **17**, 765 (1956).

Lencioni, L. J., R. Pecorone, L. Belizán u. *R. Berli:* Abstriche der Vagina und Urinsediments bei der normalen Schwangerschaft (span.). Medicina (Buenos Aires) **15**, 71 (1955).

MacCollin, P. F., E. S. Taylor, R. W. Whitehead: A study of the charges in the cytology of the urinairy sediment during the menstruel cycle and pregnancy. Amer. J. Obstetr. Gynec. **60**, 64 (1950).

Malincontco, L. L.: Vaginal smear in pregnancy. Amer. J. Obstetr. **73**, 75 (1957).

Meensel, van F.: Cytology de la gestation. I. Cytology de la gestation normale. Sem. Hôp., Paris **3**, 189 (1955).

Meensel, van, F.: Cytology de la gestation. II. Cytology de la gestation pathologique. Sem. Hôp. Paris **3**, 196 (1955).

Meyus, H.: Cytologie vaginale de le femme indigène en gestation. Ann. Soc. belge méd. trop. **36**, 399 (1956).

Moggiang, G. u. *L. Archillo:* Die vaginale Zytologie bei der Extrauteringravidität (ital.) Attual. Ostetr. Gynec. **2**, 987 (1956).

Mussi, F. u. *F. Fallcoff:* Beitrag zur kolpozytologischen Untersuchung der Schwangeren (span.). Ostetr. Gynec. latino-amer. **10**, 449 (1952).

Mussi, F. u. *E. Fallcoff:* Beitrag zur Kenntnis des hormonalen und kolpozytologischen Bildes bei pathologischer Schwangerschaft (span.). Obstetr. Gynec. latino-amer. **11**, 85 (1953).

Papanicolaou, G. N.: Diagnosis of early pregnancy by vaginal smear method. Proc. Soc. Exper. Biol Med. N.Y. **22**, 436 (1925).

Papanicolaou, G. N.: Diagnosis of pregnancy by cytologic criteria in catherized urine. Proc. Soc. Exper. Biol. Med. N. Y. **67**, 247 (1948).

Pereira Luz, N.: Kolpozytologie der Rh-negativen Schwangeren (portugiesisch). Rev. gynec. (ginec.) Rio **99**, 911 (1956).

Pinho, de D.: Das Vorkommen von Kaulquappenzellen im Vaginalabstrich während der Schwangerschaft, ein untaugliches Malignitätszeichen? (port.). Gaz. méd. portug. **6**, 199 (1953).

Rocamora, H., J. B. Herrera u. *F. L. Blanco:* Die Bedeutung des Urozytogramms für die Reife der Schwangerschaft (span.). Rev. Cub. Obstetr. y Ginecol. **17**, 169 (1956).

Rogers, W. S., J. E. Ayre, K. M. Kennedy: Value of cytology in the accidents of early pregnancy. Obstetr. Gynec. **8**, 437 (1956).

Schuman, W.: The possible significance of vaginal smears in the diagnosis of uterine disturbances in pregnancy. Amer. J. Obstetr. Gynec. **47**, 808. (1944).

Simm, S.: Zytologische Untersuchungen der Scheidenausstriche Neugeborener und die Dauer der Schwangerschaft (polnisch). Ginec. polska **24**, 121 (1953).

Simm, S.: Vaginalsmear in der zweiten Hälfte der Schwangerschaft. Ginec. polska **26**, 61 (1955).

Simm, S. u. *J. Kuczýnski:* Vaginalausstrich in der normalen Schwangerschaft (poln.). Ginec. polska **28**, 519 (1956).

Sora, P.: Die zytologische Untersuchung des Vaginal- und Urethralabstrichs, des Harnsediments und der Mundhöhle während der verschiedenen Phasen der normalen Schwangerschaft (ital.). Atti Soc. ital. Ostetr. **1**, 167 (1952).

Waugh, E. S., A. H. Pike: Corelation of Papanicolaou smears and cervical cultures during pregnancy. Preliminary report. Obstetr. a Gynecol. **9**, **143** (1957).

Wiczykowa, B.: Zytologische Bilder bei der gestörten Schwangerschaft (polnisch). Ginec. polska **26**, 101 (1955).

Wied, G. L.: Über zytologische Urinsedimentuntersuchungen kurz ante partum. Zbl. Gynäk. **73**, 1075 (1951).

Zytologie bei Entzündungen

Cramer, H.: Zytologische Befunde im cervikalen Smear bei Endometritis und Cervicitis tuberculosa. Geburtsh. Frauenhk. **11**, 809 (1951).

Papanicolaou, G. N.: Monocytic reactions in the vagina. Anat. Rec. Philadelphia **38**. 55 (1928).

Papanicolaou, G. N.: Periodic activation of the histiocyts in the vaginal fluid. Anat. Rec. Philadelphia **79** (1941) Suppl. 75.

Papanicolaou, G. N.: Observations on the origin of histiocytes in secretions of the female genital tract. Anat. Rec. Philadelphia **112**, 69 (1952).

Papanicolaou, G. N.: Observations on the origin specific function of the histiocytes in the female genital tract. Fertility a. steril. **4**, 6 (1953).

Papanicolaou, G. N. u. *W. H. Wolinska:* Vaginal cytology in trichomonas infestation. Internat. Rec. Med. general pract. Clin. **168** (1955).

Pundel, P.: Particularités du frottis vaginal dans les cas de tuberculoses genital. Bull. Ass. gynéc. obstétr. Paris **2**, 403 (1950).

Wied, G. L., W. Christiansen: Bedeutung und Einfluß der Bakterienflora im zytologischen Vaginalausstrich. Zbl. Bakt. **160**, 413 (1953).

Wied, G. L. u. *W. Christiansen:* Bedeutung und Einfluß der Bakterienflora im zytologischen Vaginalausstrich. Zbl. Bakt. Abt. I Orig. **160**, 413 (1954).

Wied, G. L., W. Christiansen: Klinische, zytologische und bakteriologische Untersuchungen bei intravaginaler Anwendung von Aureomycin. Ärztl. Wschr. **9**, 131 (1954).

Wied, G. L., W. Christiansen: Die Zytolyse von Epitelien des Vaginalsekretes. Geburts. Frauenheilk. **13**, 986 (1953).

Wied, G. L.: The interpretation of inflammatory reaction in the vagina cervix and endocervix by means of cytologic smears. Amer. J. Clin. Path. **28**, 232 (1957).

Wurch, T. u. *A. Lutz:* Étude du contenu vaginale dans 500 cas de leucorrhées. Cytologie-microbiologie. Rev. franç. gynéc. **50**, 289 (1955).

Extrauterine Zytologie

Hedberg, G. T.: Squamous epithelium of vaginal type in the female urethra. Gyne acologia Basel **128**, 254 (1949).

Fulconis, H.: Les frottis urétraux. Bull. Ass. gynéc. obstétr. Paris **1**, 265 (1949).

Papanicolaou, G. N. u. *D. G. Holmquist:* On the morphologic relationsship of duct epithelial cells and from cells as observed in breast secretion smears. I. S. C. C. Meeting in Cleveland (1955).

Ziskin, D., R. Moulton: A comparison of oral and vaginal smears. J. Clin. Endocr. Springfield 8, 146 (1948).

Zytologie des Kollumkarzinoms

Alan, M. S.: Tenthousend vaginalsmears in the privat practice of gynecology. Ostetr. Gynecol. **6**, 482 (1955).

Althauser, A. Ja.: Die Diagnostik maligner Neoplasmen durch die mikroskopische Untersuchung von Sekreten und Exkreten (russ.). Gosmdisdat d. ukr. SSR (1948).

Ambrosio, G.: Schwangerschaft und Carcinoma colli. Bedeutung des zytologischen Befundes. Arch. Geschwulstforsch. 8, 339 (1955). Siehe Schwangerschaft.

Angel, H. W. u. *H. Wittig:* Zur Frage der prognostischen Bedeutung der „Cellules claires" beim Plattenepithelkarzinom des Collum uteri. Zschr. Geburtsh., Stuttgart **142**, 7 (1954).

Ayre, J. E.: Simple office test for uterine cancer diagnosis. Canad. Med. Ass. J. **51**, 17 (1944).

Ayre, J. E. and *E. Daken:* Cellular diagnosis of uterine cancer by centrifuge. Canad. Med. Ass. J. **53**, 63 (1945).

Ayre, J. E., W. A. G. Bould and *P. J. Kearns:* Test case to show value of cervical cytology smear in uterine cancer diagnosis. Amer. J. Obstetr. Gynec. **53**, 102 (1945).

Ayre, J. E.: Vaginal cell examination as a routine in diagnosis. South Med. J. **39**, 847 (1946).

Ayre, J. E.: Vaginal and cervical cytology in uterine cancer diagnosis. Amer. J. Obstetr. Gynec. **51**, 743 (1946).

Ayre, J. E. and *E. Daken:* Cervical cytology tests in cancer diagnosis: Glycerine techniques for mailing. Canad. Med. Ass. J. **54**, 489 (1946).

Ayre, J. E.: Selective cytology smear for diagnosis of cancer. Amer. J. Obstetr. Gynec. **53**, 609 (1947).

Ayre, J. E.: Cervical cancer a disordered growth response to inflammation in the presents of oestrogen excess and nutritional deficiency. Amer. J. Obstetr. Gynec. **54**, 363 (1947).

Ayre, W. B. and *J. E. Ayre:* Cancer: Evolutionary reversion in cell metabolism. Amer. J. Obstetr. Gynec. **54**, 970 (1947).

Ayre, J. B., P. M. Chevalier and *W. B. Ayre:* A comparative study of vaginal and cervical cornification in human subjects. J. Clin. Endocr. **7**, 749 (1947).

Ayre, J. E.: Cervical cytology in diagnosis of early cancer. J. Amer. Med. Ass. **136**, 513 (1948).

Ayre, J. E.: Diagnosis of preclinical cancer of the cervix. J. Amer. Med. Ass. **138**, 11 (1948).

Ayre, J. E. and *W. B. Ayre:* Progression from precancer stages to early carinoma of cervix within one year. Amer. J. Clin. Path. **19**, 770 (1949).

Ayre, J. E.: The vaginal smear precancer cell studies using a modified technique. Amer. J. Obstetr. Gynec. **58**, 1205 (1949).

Ayre, W. B. and *J. E. Ayre:* The cytochemical study of glycogen in diagnosis of cervical cancer. Amer. J. Clin. Path. **20**, 644 (1950).

Ayre, J. B.: Zytodiagnostische Untersuchungen des Carcinoma in situ und Präkarzinoms und Reaktion auf Hormone und Antibiotika im Experiment (port.). Ann. brasil. ginec. 21, 237 (1956).

Ayre, J. B., C. G. Grand and *G. Magener:* Zytologische Reihenuntersuchungen wegen Uteruskarzinom. Bedeutung des elektronischen Zytospektrometers (portugiesisch). Ann. brasil. ginec. **21**, 255 (1956).

Babes, A.: Du cancer du col utérine par le frottis. Presse méd. Paris **36**, 451 (1928).

Bacialle, L.: Die Zytologie bei der Diagnose des Uteruskarzinoms. Minerva ginec. **21**, 7 (1955).

Beale, L. S.: Identification of tumor cells. Arch. med. **2**, 44 (1860).

Berger, J. u. *J. Breitner:* Der Wert des Vaginalabstrichs für die prognostische Beurteilung des Genitalkarzinoms. Gynecologia **140**, 258 (1955).

Berger, J.: Die Zytodiagnostik als wertvolles Hilfsmittel in der Früherfassung des Kollumkarzinoms. Oncologia **7**, 130 (1954).

Besserer, G.: Ergebnisse und Erfahrungen aus 3 1/2 Jahren zytologischer Krebsdiagnostik. Medizinische Stuttgart. 241 (1953).

Björklund, B., J. B. Graham, R. M. Graham: Effect of horse anti-human cancer serum on malignant and normal human cells. Internat. Arch. Allergy (Basel) **10**, 56 (1957).

Bonneau, H. u. *D. Sommer:* Etude statistique de la cytologie cervico-vaginale en pratique gynécolgique courante. A propos de 2500 observations. Gynéc. et Obstétr. Paris **55**, 281 (1956).

Bourg, R. et *J. P. Pundel:* Les frottis androgéniques. Test d'imprégnation hormonale dans le traitment des carcinom genitaux et mammaires. Ann. endocr. Paris **10**, 582 (1949).

Bourg, R., C. Gompel et *J. P. Pundel:* Diagnostic cytologique du cancer génitale chez la femme. Masson et Cie, Paris (1954).

Bourg, R. u. *M. Petit:* Diagnostic par la cytologie de deux carcinomes glandulaires du col. Bull. Soc. roy. Belge Gynéc. et Obstétr. N. S. **27**, 395 (1957).

Brunschwieg, A.: A method for smear screening for cytological detection of carcinoma of the cervix uteri. Cancer **7**, 1182 (1954).

Brux, de J., E. H. Wenner-Manjeu: Discrimination des atypies cellulaires sur les frottis cervicovaginaux. Sem. hôp. 3215 (1955).

Burghardt, E., T. Baçaj: Die systematische Kombination der Kolposkopie und Kolpozytokaryologie in der Frühdiagnose des Portiokarzinoms (ital.). Minerva ginec. Torino 8, 738 (1956).

Burton, J. F.: The cytological diagnosis of uterine carcinoma. N. Zealand Med. J. **51**, 82 (1952).

Claus, J. u. *H. von Appen:* Der Vaginalabstrich als Routineuntersuchung zur Frühdiagnose des Uteruskarzinoms. Schweiz. med. Wschr. 1204 (1952).

Claus, J.: Zur histologischen Sicherung zytologischer Befunde insbesondere durch Ringexission. Geburtsh. Frauenheilk. **16**, 1104 (1956).

Constantine, N. D., D. Moore: The diagnosis of early genital cancer and other abnormalities by cytology. A pilot survey. S. Afr. Med. J. 1201 (1956).

Cramer, H.: Über die Grenzen der zytologischen Krebsdiagnostik mit der vaginalen und cervikalen Smearmethode. Arch. Gynäk. **179**, 635 (1951).

Cramer, H.: Kerngröße und Kerngrößenvariationen in Karzinom-verdächtigen vaginalen und cervikalen Zellausstrichen. Geburtsh. Frauenhk. **14**, 791 (1954).

Cramer, H.: Die Stellung der Kolposkopie innerhalb der Methoden zur Diagnose des Kollumkarzinoms. Dtsch. med. Wschr. **81**, 1544, 1549, 1553 (1956).

Čunderlik, V.: Bemerkungen zur zytologischen Krebsdiagnose aus dem Vaginalabstrich (tschech.). Bratislavské lek. listy **32**, 43 (1952).

Cusmano, L.: The significance of the nuclear structure in the vaginal secretion cells as a means of cancer diagnosis. Amer. J. Obstetr. Gynec. 57, 411 (1949).

Cusmano, L.: Die karyologische Beurteilung des Uteruskrebses (ital.). Minerva ginec. Torino **6**, 334 (1954).

Cuyler, W. K., L. A. Kaufmann, L. Palumbo u. *B. Carte:* Cytologic studies in malignant lesions of the vagina. Studie I. Primary sqamous cell carcinoma. Surg. Gyn. Obstetr. **85**, 115 (1953).

Dahlin, D. C., L. M. Randall, E. H. Coule u. *M. B. Dockerty:* Smears in the detection of preclinical carcinoma of the uterine cervix. Further studies with emphasis on the significance of the uegative „repeals". Surg. Obstetr. Gynec. **100**, 493 (1955).

Danesmo, V. u. *E. Martella:* Cytometrische Bemerkungen über die Parabasalzellen der normalen und carcinomatösen Portio (ital.). Arch. Ostetr. **58**, 142 (1953).

Darup, E., J. N. Napp u. *P. Siegel:* Zytologische Untersuchungen bei Uteruskarzinomen. Med. Klin. 691 (1953).

Dellepiane, G.: Die karyologische Untersuchung in der Frühdiagnose des Uteruskarzinoms (ital.). Congr. internationale de Gynéc. et Obstetr. Genéve 74 (1954).

Deis, H.: Die Früherfassung des Uteruskarzinoms nach Papanicolaou in Klinik und Praxis. Zbl. Gynäk. **74**, 418 (1952).

Derman, G. L. u. *O. M. Nossalevitsch:* Die mikroskopische Diagnostik maligner Neoplasmen durch die Untersuchung verschiedener Sekrete und Ausscheidungen (russ.). Oncologia Medgis Kiew (1936).

Derman, G. L. u. *Nossalewitsch, O. M.:* Die Krebsdiagnostik durch die mikroskopische Untersuchung des Sekrets der erkrankten Cervix (russ.). Akus i Ginec. **3** (1947).

Erikson, C. C., B. E. Everett, L. M. Graves, R. F. Kaiser, R. A. Malmgren, I. Rube, P. C. Schreier, S. J. Cutler, D. H. Sprunt: Population screening for uterine cancer by vaginal cytology Preliminary summery of results of first examination of 108000 women and second testing of 33000 women. J. Amer. Med. Ass. **162**, 167 (1956).

Feletig, P.: Karyologische Methode als Mittel zur Erkennung des Malignitätsgrades bei Tumoren (ital.). Minerva ginec. **6**, 629 (1954).

Feustel, A.: Zur zytologischen Krebsfrüherfassung in der ambulanten Sprechstunde. Zbl. Gynäk. **77**, 1143 (1955).

Fischer, R.: Die Zytologie des Vaginalsekrets unter der Anertan-Behandlung Karzinomkranker. Zbl. Gynäk. **73**, 1640 (1951).

Freemont-Smith, M., R. M. Graham, L. T. Janzen and *J. V. Meigs:* The vaginal smear in the diagnosis of uterine cancer. J. Clin. Endocr. Springfield **5**, 40 (1945).

Freemont-Smith, M., R. M. Graham and *J. V. Meigs:* Vaginal smear as an aid in the diagnosis of early carcinoma of the cervix N. Engl. J. Med. **237**, 302 (1947).

Freemont-Smith, M. and *J. V. Meigs:* The vaginal smear: Its value to the internist with repot of diagnosis of unsuspective uterine cancer in four cases. J. Amer. Med. Ass. **137**, 921 (1948).

Freemont-Smith, M., R. M. Graham and *J. V. Meigs:* Method in the diagnosis of cancer. N. Engl. J. Med. **238**, 179 (1949).

Freemont-Smith and *R. M. Graham:* Screening for cervical cancer in internists office by routine vaginal smears. J. Amer. Med. Ass. **150**, 587 (1952).

Gandar, R.: L'intérêt du cytodiagnostic dans le dépistage des cancer du col. Bull. Féd Gynec. Obstetr. **4**, 986 (1952).

Gil-Vernet, E.: Grundlagen und Wert der Vaginalzytologie in der Diagnose des Kollumkarzinoms (span.). Acta ginec. Madrid **2**, 257 (1952).

Giudici, E. e *F. Varna:* Ergebnisse der zytologischen Frühdiagnose der Geschwülste des Carcinoma colli uteri im Laufe von 4 Jahren (ital.). Minerva ginec. Torino **6**, 817 (1954).

Graham, R. M.: The effect of radiation on vaginal cells in cervical cancer. II. The prognostic significance. Surgery Gyn. Ob stetr. **84**, 166 (1947).

Graham, R. M., S. H. Sturges and *J. McGraw:* Comparison of the accuracy in Diagnosis of the vaginal smear in the biopsy in carcinoma of the cervix. Amer. J. Obstetr. Gynec. **55**, 303 (1948).

Graham, R. M. and *J. McGraw:* An investigation of „false positive vaginal smear". Surgery Gyn. Obstetr. **2**, 221 (1950).

Graham, J. B. and *J. V. Meigs:* Earlier detection of recurrence cancer of the internal cervix by vaginal smear. Amer. J. Obstetr. Gynec. **64**, 908 (1952).

Gusberg, S. B.: The relative efficiency of diagnostic technics in the detection of early cervical cancer. A comparative study with the survey of 1000 normal women. Amer. J. Obstetr. Gynec. **65**, 1073 (1953).

Haefeli, K. und *O. Roth:* Zur Leistungsfähigkeit der Zytodiagnostik nach Papanicolaou im Rahmen der Früherfassung des Portiokarzinoms. Oncologia **5**, 234 (1952).

Hänsch, R.: Beitrag zur Frage der Zytodiagnostik. Zschr. ärztl. Fortbild. **48**, 14 (1954).

Hecht, E. L.: The cytologic approach to uterine carcinoma: Detection diagnosis and therapy. Amer. J. Obstetr. **64**, 81 (1952).

Hedberg, G. T.: Kolpozytodiagnostik beim Uteruskarzinom (schwed.). Nord. med. **52**, (1939).

Hedberg, G. T.: Erfahrungen gynäkologischer Karzinomprophylaxe. Zugleich Antwort auf die Frage: Ist Zytologie unwissenschaftlich? (schwedisch). Svenska läkartidn 1245 (1957).

Heiberg: Vergrößerung der Kerne bei Geschwülsten (schwed.). Nord. med. **2** (1908).

Held, E., W. E. Schreiner und *J. Oehler:* Bedeutung der Kolposkopie und Zytologie zur Erfassung der Genitalkarzinome. Schweiz. med. Wschr. 856 (1956).

Held, E.: Intracervikale Lokalisation des nicht invasiven atypischen Pflasterepithels (Oberflächenkarzinom, Karzinom in situ) und des beginnenden Pflasterzellkarzinom. Arch. Gynäk. 188, 376 (1957).

Hijar Ariño, A.: Zytologische Tumordiagnostik (spanisch). Laboratorio (Granada) **36**, 413 (1953).

Igel, H.: Die Diagnose des Uteruskarzinoms durch Vaginalabstrich. Zbl. Gynäk. **69**, 1369 (1947).

Igel, H.: Zur Frage der Zytodiagnostik oder Kolposkopie. Dtsch. Ges.wes. **6**, 503 (1951).

Igel, H., W. Müller: Ergebnisse der vaginalen Zytodiagnostik bei der gynäkologischen Krebssuche an der Universitäts-Frauenklinik der Charité. Zbl. Gynäk. **78**, 1272 (1956).

Iklé, F. A.: Möglichkeiten und Grenzen der Vaginalzytologie für die Früherfassung und die Beurteilung der weiblichen Genitalkarzinome. Oncologia (Basel) 8, 218 (1955).

Johnston, D. G.: Cytoplasmatic: Nuclear radius, the cytological diagnosis of cancer. Cancer 945 (1952).

Jorge Campos, R. De C., O. Misad: Die zytologische Differenzierung des Carcinoma in situ vom invasiven Cervical-Karzinom (spanisch). Ginec. obstetr. Mexico **2**, 81 (1957).

Kernodle, J. R., W. K. Cuyler u. *W. L. Thomas:* The diagnosis of genital malignancy by vaginal smear. Amer. J. Obstetr. Gynec. **56**, 1083 (1948).

Kjellgren, O. K.: Cytologische Diagnostik beim Uteruskarzinom. Nord. med. **56**, 1681 (1956).

Kjellgren, O.: Cytologische Diagnose des praecancerösen Stadiums des Cancer in situ und des Cervixcarcinoms (schwedisch). Proc. North. Ass. Obstetr. Gynec. **119** (1957).

Kjellgren, O.: Die diagnostische Sicherheit des Vaginalabstrichs beim Kollumkarzinom (schwed.). Acta obstetr. scand. (Stockh.) **34**, 249 (1955).

Kofler, E.: Die Ergebnisse der Routineuntersuchungsmethoden beim Kollumkarzinom einer koordinierten Gruppeneinteilung. Med. Klin. 1840 (1957).

Koss, L. G. u. *G. R. Durfee:* Cytological changes preceding the appearance of in situ carcinoma of the uterine cervix. Cancer (Philadelphia) **8**, 295 (1955).

Kowal, Ju. T. u. *K. A. Petrosskaja:* Die Untersuchungen der gefärbten Abstrichpräparate vom Vaginal- und Cervixsekret als Hilfsmethode der Krebsdiagnostik (russ.). aus: Die Malignen Tumoren. Akad. Med. Wiss. der UdSSR (1948).

Krasteena, E. M. u. *G. I. Bergman:* Der Gebärmutterkrebs und seine klinische und zytologische Diagnostik (russisch). Vopr. Oncol. **2**, 349 (1956).

Laparade, C. M.: Cytology as new diagnostik tool in cervical pathology. J. Amer. Med. Women Ass. **9**, 175 (1954).

Lauricella, E.: Die zytologische Untersuchung des Vaginalinhalts ein Mittel der Frühdiagnose des Uteruskarzinoms (ital.). Boll. Oncol. **27**, 139 (1953).

Limburg, H.: Die Bedeutung des Vaginalabstrichs für die Erkennung des Uteruskarzinoms. Arch. Gynäk. **178**, 279 (1950).

Liu, W.: Basal cells in vaginal smears of patients with carcinoma of the cervix. Cancer (Philadelphia) **10**, 522 (1957).

Luksch, F. u. *J. Herold:* Die Klassifikation der zytologischen Kriterien der Malignität mit besonderer Berücksichtigung des Kollumkarzinoms (tschech.). Čsl. Gynaec. **19**, 130 (1954).

Mackenzie, L. L.: The cytology of early squamouscellcarcinoma of the cervix. Amer. J. Obstetr. Gynec. **69**, 629 (1955).

Mamzack, R.: Zytologische Untersuchungen in der Karzinomfrühdiagnostik. Zbl. Gynäk. **77**, 63 (1955).

Martella, E.: Nucleus-Nucleous-Verhältnis der abgeschilferten Zellen von malignen Tumoren des weiblichen Genitalapparates (ital.). Arch. Ostetr. **60**, 168 (1955).

Martin, P. A., T. A.. Slate u. *J. W. Merritt:* Routine smears. A practical method for cytodetection of unsuspected cervical cancer. West. J. Surg. Portland **61**, 102 (1953).

Mellors, R. C., J. F. Kaene u. *G. N. Papanicolaou:* Nucleic acid content of the squamous cancer cell. Science **116**, 265 (1952).

Messelt, O. T.: Diagnosis of cancer in the female genital organs by smears. Survey of three years results. Acta obstetr. gynec. Scnad. **34**, 345 (1955).

Mestwerdt, G.: Zur Methodik der Früherkennung des Gebärmutterhalskarzinoms. Kolposkopie und vaginale Zytodiagnostik. Dtsch. Gesd. wes. **6**, 504 (1951).

Mohr, H. J.: Zur Krebsdiagnose aus dem Ausstrichpräparat nach Papanicolaou unter besonderer Berücksichtigung der Methodik der Leistungsfähigkeit und der Anwendungsbereiche dieser Methode. I. Mitt. Die Methodik der Färbeeffekte und die zytologische Bedeutung. Dtsch. Med. Wschr. **74**, 1399 (1949).

Mohr, H. J.: II. Mitteilung: Die Anwendungsbereiche und die Leistungsfähigkeit. Dtsch. med. Wschr. **74**, 1463 (1949).

Mohr, H. J.: Eigene Ergebnisse III. Mitteilung. Dtsch. med. Wschr. **74**, 1531 (1949).

Mohr, H. J.: IV. Mitteilung: Fehlerquellen und abschließende allgemein pathologische Beurteilungen. Dtsch. med. Wschr. **74**, 1565 (1949).

Mohr, H. J. u. *A. Többen:* Bedeutet die Zytodiagnostik einen Fortschritt für die Früherkennung maligner Tumoren insbesondere im Hinblick auf das Karzinom. Dtsch. med. Wschr. **77**, 420 (1952).

Morari, M. u. *R. Stranietz:* Ergebnisse der Zytodiagnostik und Kolposkopie bei der Früherfassung von Kollumkarzinomen. Krebsarzt Wien 8, 185 (1953).

Murray, H.: A modified cytological technic for the detection of uterine carcinoma. Cancer **7**, 519 (1954).

Muth, Hans: Vergleichende zytologische kolposkopische Untersuchungen. Geburtsh. Frauenheilk. **15**, 907 (1955).

Muth, H.: Zur Frühdiagnostik des Kollumkarzinoms (kolpozytologische Untersuchungen). Zbl. Gynäk. **78**, 1825 (1956).

Navratil, E.: Zytologische Früherfassung des Collumcarcinoms. Wien. klin. Wschr. 271 (1952).

Nelson, R. B., E. W. Niclas, T. Winship: How practical is the cervical smear in the diagnosis of carcinoma. Med. Ann. District of Columbia **26**, 171, 222 (1957).

Oliva, J. L.: Der heutige Stand der Frühzytodiagnostik des Uteruskarzinoms (span.). Acta ginec., Madrid **3**, 127 (1952).

Orlowa, R. S.: Die Bedeutung der zytologischen Untersuchung der Abstrichpräparate von Vaginal- und Zervixsekret für die Frühdiagnose des Karzinoms der weiblichen Genitalien (russisch). Akus. i Ginec. **2** (1950).

Palachowa, O.: Organisierte Bemühungen zur Früherkennung des Kollumkarzinoms und der Wert der Zatodiagnostik (polnisch). Ginec, polska **25**, 408 (1954).

Papanicolaou, G. N.: New cancer diagnosis. Proc. Third Betterment Con., 528 (1928).

Papanicolaou, G. N. u. *H. F. Traut:* The diagnostic value of vaginal smears in carcinoma of the uterus. Amer. J. Obstetr. Gynecol. **42**, 193 (1941).

Papanicolaou, G. N. u. *H. F. Traut:* Cancer cells in vaginal smears. Anat. Rec. Philadelphia **82** (1942).

Papanicolaou, G. N. u. *H. F. Traut:* The demonstration of malignant cells in vaginal smears and its relation of the diagnosis of carcinoma of the uterus. N. Y. State Med. J. **43**, 8 (1943).

Papanicolaou, G. N. u. *A. A. Marchetti:* The use of endocervical and endometrial smears in the diagnosis of cancer and of other conditions of the uterus. Amer. J. Obstetr. Gynecol. **46**, 421 (1943).

Papanicolaou, G. N.: El frottis de la secrecion vaginal como metodo de diagnostico del cancer del utero. Amer. Clin. **7**, 5, 109 (1944).

Papanicolaou, G. N.: Diagnostic value of exfoliated cells from cancerous tissues. J. Amer. Med. Ass. **131**, 372 (1946).

Papanicolaou, G. N.: The diagnosis of cancer by cytologic criteria. Proc. N. Y. Path. Soc. (1947).

Papanicolaou, G. N.: The cell smear method of diagnosing cancer. Amer. J. Publ. Health N. Y. **38**, 2 (1948).

Papanicolaou, G. N.: Cytologic diagnosis of uterine cancer by examination of vaginal and uterine secretions. Amer. J. Clin. Path. **19**, 301 (1949).

Papanicolaou, G. N.: A survey of the actualities and potentialities of exfoliative cytology in cancer diagnosis. Ann. Int. Med. (Lancester) **31** (1949).

Papanicolaou, G. N.: Evaluation of mitosis in smears. Presented at Symposium on Exfoliative Cytology, Annual Meeting of the American Cancer Society (1951).

Papanicolaou, G. N.: Criteria for the diagnosis of malignancy by smear methods. At the Symposium on Exfoliated Cytology. Annual Meeting of the American Cancer Society 1951.

Papanicolaou, G. N.: Presents status and future trends of exfoliative cytology. Cancer Bull. Cancer Progr. **2**, 50 (1952).

Papanicolaou, G. N.: The detection of early cancer. Panel Discussion of 32nd Practitioner's Conference, New York, Hospital (1952).

Papanicolaou, G. N.: Exfoliative cytology in carcinoma of the cervix. Am. Med. Convention, Carcinoma of the cervix 1953.

Papanicolaou, G. N.: Cytologic studies in diagnosis of carcinoma. J. Internat. Coll. Surgeons Chicago **21**, 419 (1954).

Papanicolaou, G. N.: The value of exfoliative cytology in the diagnosis and control of neoplastic disease of the breast. Cancer Bull. Cancer Progr. **4**, 191 (1954).

Papanicolaou, G. N.: Cytological evaluation of smears prepared by the tampon method for the detection of carcinoma of the uterine cervix. Cancer **7**, 1185 (1954).

Papanicolaou, G. N.: Die Rolle der Zytologie bei der Untersuchung und bei der Diagnostik des Uteruskarzinoms (ital.). Minerva ginec. Torino **6**, 283 (1954).

Papanicolaou, G. N.: La citologia nello studio e nella diagnosi del cancro dell'utero. Minerva ginec. Maggio 15 (1954).

Papanicolaou, G. N.: Cytologic Changes Simulating Those of Cancer. I. S. C. C. Meeting in Cleveland 1955.

Papanicolaou, G. N.: Exfoliative Cytology in Research and Diagnosis. Bull. Ca. Progr. **6** (1956).

Papanicolaou, G. N.: Exfoliative Cytologic Patterns in Carcinoma in Situ Correlated with Histopathologic Findings. Proc. Third Nat. Cancer Conference (1956).

Papanicolaou, G. N.: The Cancer-Diagnostic Potential of Uterine Exfoliative Cytology. Cancer Bull. **7**, 4 (1957).

Pletscher, E.: Méthodes sur le diagnostic précoce du cancer utérine. Röntgen-Laborat. praxis, Stuttgart **9**, 296 (1956).

Quichon, R.: Les frottis vaginaux peuvent-ils en examen de routin dans le diagnostic des cancers utérins par le gynécol logue practicien? Bull. Féd. soc. Gynéc. Obstetr. **7**, 294 (1955).

Quinke, A. E.: Polymorphie der Geschwulstzellen. Dtsch. Arch. klin. Med. **30**, 580 (1882).

Ratuavati, C.: A valuation of the cytological test in the diagnostic of cancer of the uterius. Indian J. Med. Res. **41**, 367 (1953).

Reagan, J. W.: A cytology study of incipent carcinom. Amer. J. clin. Path. **22**, 231 (1952).

Rechnitz, K.: Über die Bedeutung der Zytodiagnostik für die Früherkennung des Portikarzinoms. Gynaecologia, Basel **141**, 48 (1956).

Retsch, H. H.: Erfahrungen und Ergebnisse mit der zytologischen Krebsdiagnostik. Zschr. Geburtsh. Gynäkol. **136**, 241 (1952).

Runge, H.: Zur Zytologie des Uteruskarzinoms. Zbl. Gynäk. **73**, 68 (1951).

Runge, H.: Zytologische Diagnose der gynäkologischen Karzinome. Arch. Gynäk. **183**, 365 (1953).

Runge, H.: Die Früherkennung des Uteruskarzinoms. Medizinische 1144 (1953).

Schopohl, F., H. Igel: Die Diagnose des Uteruskarzinoms aus dem Vaginalabstrich. Dtsch. Ges.wes. **5**, 387 (1950).

Schwedkowa-Rosche, T. S.: Die Begründung der Zytodiagnostik maligner Neoplasmen und die Grundprinzipien ihrer Anwendung (russ.). Kongr. Röntg. u. Onk., Kiew (1950).

Scott, R. B., A. M. Brown, J. W. Reagan: Comparative results of the routine Papanicolaou and the Draghi tampon cytologic studies in a typical hyperplasis of the cervix and uterine cancer. Amer. J. Obstetr. **73**, 349 (1957).

Shelesnow, B. J.: Vergleichende Bewertung der Methoden für die Diagnostik des Karzinoms der weiblichen Genitalien mit Hilfe von fixierten und gefärbten Abstrichpräparaten (russ.). Akuš. ginec., Moskva **6** (1949).

Sicard, A. u. *C. Marsan:* Valeur prognostique des frottis vaginaux au cours du treatment des cancer de l'utérus. Press. méd. 245 (1954).

Siegmund, H.: Die Zytodiagnostik der bösartigen Geschwulst. Zschr. Krebsforsch. Berlin **59**, 156 (1953).

Simm, S., E. Grys, T. Wyrzykiewicz: Fortschritt in der Frühdiagnose des Uteruskarzinoms mit Hilfe von Zytologie und Histologie von 1951—1955 (polnisch). Polski tygodn. lek. **13** (1957).

Slate, T. A., L. Purves u. *J. W. Merrit:* Cytological detection of uterine cancer in private obstetrical and gynecological practice. Based on an analysis of 104 consecutive positic and suspicious smears from 8148 private patients. Amer. J. Obstetr. **66**, 878 (1953).

Stawskaja, Je. Je.: Die kombinierte Methode der zytologischen Krebsdiagnostik des weiblichen Genitalorgans (russ.). Akus. i Ginec. 4 (1948).

Stawskaja, E. Je.: Methoden der zytologischen Krebsdiagnose in der gynäkologischen Praxis. Klin. Med. (russ.). **30**, 69 (1952).

Stepanovský, J.: Die Bewertung des zytologischen Tests bei der Stellung einer Frühdiagnose maligner Tumoren der weiblichen Geschlechtsorgane (tschech.). Čsl. gynaec. **29**, 40 (1955).

Stoll, P.: Die zytologische Methode der Karzinomdiagnose nach Papanicolaou. Med. Klin. **44**, 1046 (1949).

Stoll, P.: Diskuss. Bemerkung (Vaginalzytologie). Arch. Gynäk. **178,** 290 (1950).

Stoll, P., D. Francke: Die vital-zytologische Beurteilung des Reifegrades beim Portiokarzinom. Arch. Gynäk. **181,** 391 (1952).

Stoll, P.: Zelluläre Differenzierungsstufen im Vaginalsekret und ihre Bedeutung für die gynäkologische Zytologie. Z. Geburtsh. **141,** 130 (1954).

Stoll, P. u. *E. Martin* u. *E. Gaulrapp:* Abnorme und atypische Plattenepithelzellen im Vaginalsekret. Geburtsh. Frauenheilk. **14,** 509 (1954).

Stoll, P., H. G. Bach, L. Riehm: Zytologische Karzinomsuche in der gynäkologischen Poliklinik. Dtsch. Med. Wschr. **80,** 1178 (1955).

Stoll, P., L. Riehm u. *H. G. Bach:* Der verdächtige Ausstrich in der gynäkologischen Zytologie. Gyneacologia, Basel **139,** 39 (1955).

Stoll, P., G. Eckerle: Karyologische Merkmale der Krebszelle, am Collumcarcinom untersucht. Arch. Geschwulstforsch. Dresden **11,** 89 (1957).

Stoll, P.: Frühdiagnose gynäkologischer Karzinome. Therap.woche, Karlsruhe **7,** 231 (1957).

Szulc, J.: Differentialdiagnose des Gebärmutterkrebses durch Vaginalsmearuntersuchungen (polnisch). Nowotwory Warszawa **6,** 153 (1956).

Tadros, W. u. *A. Ibrahim:* The vaginal epithelium during lactation in gynecological disturbances and in advanced malignancy. J. Egypt. Med. Ass. **37,** 638 (1954).

Terzano, G. u. *L. A. Arrighi, A. A. Arrighi:* Atypische Zytologie bei Granulom der Vagina (span.). Sem. méd. B. Aires **3297, 123** (1957).

Tesauro, G. u. *M. Tortora:* Die Anwendung der Papanicolaouschen Methode in der Diagnostik des Uteruskarzinoms (ital.). Arch. Ostetr. ginec., Napoli **60** (1955).

Traut, H. F. u. *G. N. Papanicolaou:* Cancer of the uterus: The vaginal smear in its diagnosis. California West. Med. **59** (1943).

Urteaga, O., A. Saveleta, J. Diequez: Die Zytologie in der Krebsdiagnostik (span.). Arch. peruan. pat. clin. **7,** 127 (1953).

Urteaga, O., A. Zavaleta u. *J. Diequez:* Die Zytologie bei der Krebsdiagnose (span.). Arch. peruan. pat. clin. **8,** 257 (1954).

Varanguot, J., V. Noovo und *S. Vassy:* Recherches sur le diagnostic des cancer génitaux féminins par les frottis cervico-vaginaux I. Résultats statistique basés sur l'étude de 4656 malades. Gynéc. et obstétr. Paris **51,** 426 (1952).

Varangont, J.: Recherches sur le diagnostic des cancers génitaux féminins par les frottis épithélioma du col et grossese. Bull. Féd. soc. Gynéc. Obstétr. **7,** 25 (1955).

Vokaer, R.: Étude de la fonction hormonale et du diagnostic du cancer genital de la femme par le frottis vaginal. Bruxelles-méd. **29,** 941 (1949).

Wachtel, E. u. *J. A. Plester:* The vaginal smear as an aid to diagnosis of genital tract malignancy in women. J. Obstetr. (Altrincham) **59,** 323 (1952).

Wahi, P. N., K. Gupta: Vaginal cytology in early detection of cervical cancer. J. Obstetr. Gynaec. Ludhiana **15,** 102 (1954).

Wenner, R., H. J. Wespi: Zur Bedeutung des Papanicolaou Abstrichsverfahrens zur Erfassung von Frühkarzinomen des weiblichen Genitales. Oncologia (Basel) **5,** 227 (1952).

Wied, G. L.: Differenzialdiagnostische Betrachtungen über den zytologischen Vaginalabstrich. Dtsch. Ges.wes. **5,** 1444 (1950).

Wied, G. L.: Zur Technik der Zytodiagnostik des Uteruskarzinoms. Berliner Med. Zschr. **1,** 179 (1950).

Wied, G. L.: Schlußbemerkung zur Diskussion Zytodiagnostik oder Kolposkopie. Dtsch. Ges.wes. **6,** 511 (1951).

Wied, G. L.: Über die zytologische Karzinomdiagnostik aus dem Urinsediment. Ärztl. Wschr. **6,** 80 (1951).

Wied, G. L. u. *A. M. Durgan:* Die zytologische Differenzierung verschiedener Ausbreitungsgrade des Kollumkarzinoms. Arch. Gynäk. **189,** 358 (1957).

Winter, G.: Praktische Erfahrungen mit dem Zellabstrich nach Papanicolaou zur Früherkennung des Genitalkarzinoms. Geburtsh. Frauenheilk. **11,** 916 (1951).

Zacherl, H. u. *E. Schüller:* Diagnostische und therapeutische Probleme beim beginnenden Kollumkarzinom. Wien. med. Wschr. **32** (1957).

Ziebarth, H. U.: Ist die Zytodiagnostik zur Früherfassung des Kollumkarzinoms mehr als eine Suchmethode. Zschr. ärztl. Fortbild. Jena **50,** 1024 (1956).

Zimmer, S.: Zur Methodik der Früherkennung des Kollumkarzinoms in der Sprechstunde des praktischen Arztes. Zschr. ärztl. Fortbild. **51,** 94 (1957).

Zinser, H. K.: Zur Anwendung der Krebszytodiagnostik in der Gynäkologie. Strahlentherapie **83**, 465 (1950).

Zinser, H. K.: Die Anwendung der Zytodiagnostik zur Früherkennung des Karzinoms. Zbl. Gynäk. **72**, 863 (1950).

Zinser, H. K.: Vergleichende Untersuchungen mit Kolposkopie und Zytologie. Arch. Gynäk. **180**, 55 (1951).

Zinser, H. K., H. Diegritz: Fortschritte und Grenzen der Frühdiagnostik des Kollumkarzinoms. Geburtsh. Frauenheilk. **12**, 782 (1952).

Phasenkontrastmikroskopie

Albertini, A. von: Zytologische Exsudatbefunde mit dem Phasenkontrastverfahren. Schweiz. Zschr. Path. **11**, 701 (1946).

Chieri, S.: Mit dem Phasenkontrastmikroskop untersuchte morphologische und zytofunktionelle Charakteristika der Zellen der Tubenschleimhaut (ital.). Attualita Ostetr. e Ginecol. **3**, 643 (1957).

Fritze, E. und *H. O. Strufe:* Die Bedeutung der Phasenkontrastmikroskopie in der klinischen Diagnostik. Dtsch. Med. Wschr. **76**, 1076 (1951).

Glatthaar, E.: Über Versuche zur zytologischen Differenzierung des atypischen Portioepithels mit Hilfe von Gewebezüchtung und Phasenkontrastmikroskopie. Schweiz. Med. Wschr. **78**, 720 (1948).

Lüdin, H.: Tumorzellnachweis in Organpunktaten mit dem Phasenkontrastmikroskopverfahren. Schweiz. med. Wschr. **78**, 710 (1948).

Ludford, R. J. u. *J. Smiles:* Malignan cell polymorphism studied by phase-contrast-microscopie. J. Roy. Microsc. Soc. **72**, 149 (1952).

Moraes, de A., H. Marconde-Fonseca: Vitalzytologische Krebsdiagnose mit Hilfe des Phasenkontrastmikroskops (span.). Obstetr. latino-amer. **10**, 3 (1952).

Palo, de A.: Klinische Betrachtungen über die vaginale Zytodiagnostik mittels der Phasenkontrastmikroskopie (ital.). Minerva ginec. Torino, **6**, 534 (1954).

Roth, O. A.: Die Zyklusdiagnose aus dem ungefärbten Vaginalsekret mit Hilfe des Phasenkontrastmikroskops. Dtsch. Med. Wschr. **77**, 4 (1952).

Runge, H.: Neue Methoden zur Früherkennung des Uteruskarzinoms unter besonderer Berücksichtigung der Phasenkontrastmikroskopie. N. med. Welt Stuttgart 998 (1950).

Runge, H., A. Vöge, H. Haselmann: Untersuchungen des Vaginal-Smears mittels Phasenkontrastmikroskopie. Geburtsh. Frauenheilk. **9**, 627 (1949).

Wied, G. L.: Eine Untersuchung über die Zweckmäßigkeit gefärbter oder vitaler Präparate für die Zytodiagnostik. Geburtsh. Frauenheilk. **11**, 897 (1951).

Zinser, H. K.: Zytologische Karzinomdiagnose mit dem Phasenkontrastverfahren. Zbl. Gynäk. **71**, 945 (1949).

Zinser, H. K. Die vitalzytologische Karzinomdiagnose. Z. Geburtsh. **133**, 74 (1950).

Zinser, H. K.: Phasenkontrastmikroskopie. Erschienen in: Antoine, Klinische Fortschritte „Gynäkologie". Urban und Schwarzenberg, Wien und Innsbruck 1954.

Zytologie des Korpuskarzinoms

Boschann, H. W.: Zytologie des Kavumaspirats bei gut- und bösartigen Erkrankungen. Arch. Gynäk. **189**, 376 (1956).

Brunschwig, A. u. *G. H. Papanicolaou:* Detection of Endometrial Adenocarcinoma by Tampon-smear Method. Cancer **10**, 1 (1957).

Cvajnev, Ja., P.: Zytologische Diagnose des Corpusuteri Karzinoms (russ.). Akus i Ginec. **2**, 83 (1954).

Gompel, C.: Aspects cytologiques du carcinom du corps utérine. Bull. Féd. Soc. Gynéc. Obstétr. **4**, 242 (1952).

Papanicolaou, G. N.: The vaginal endometrial smear as a diagnostic procedure in cancer of the uterus. N. Y. State J. Med. **45**, 1336 (1945).

Pundel, J. P., C. Herovici: Le cytodiagnostic du cancer endométrial. Gynéc. et Obstétr. Paris **55**, 221 (1956).

Reagan, J. F. u. *R. L. Sommerville:* A cellular study of uterine aspiration. Amer. J. Obstetr. **68**, 781 (1954).

Varangout, J., A. Granjou, V. Nuovo und *S. Vassy:* Recherches sur le diagnostic des cancer génitaux féminins par les frottis cervico-vaginaux. IV. Le diganostic des cancer glandulaires du tractus génital. Endomètre, col. trompes, ovaires. Gynéc. et Obstétr. Paris **53**, 154 (1954).

Wied, G. L.: Zytologische Untersuchungen beim Adenokarzinom des Corpus uteri. Geburtsh. u. Frauenheilk. **13**, 452 (1953).

Zytologie extrauteriner Neoplasmen

Besserer, G.: Über die zytologische Erkennung eines primären Tubenkarzinoms aus dem Scheidenabstrich. Geburtsh. Frauenhk. **11**, 804 (1951).

Besserer, G.: Was leistet die Zytodiagnostik bei der Erkennung des primären Tubenkarzinoms. Geburtsh. Frauenhk. **13**, 660 (1953).

Claus, J.: Tubenkarzinom und Scheidenabstrich. Zbl. Gynäk. **74**, 1672 (1952).

Eigge, D. C. and *R. R. de Alvarez:* Diagnosis of ovarian carcinoma by vaginal cytology. Amer. J. Obstetr. Gynec. **8**, 655 (1955).

Fidler, H. K. u. *D. R. Lock:* Carcinoma of the Fallopian tube detected by cervical smear. Amer. J. Obstetr. **67**, 1103 (1954).

Foot, N., Cahndler, F. u. *G. N. Papanicolaou:* Early renal carcinoma in situ. Detected by means of smears of fixed urinary sediment. J. Amer. Med. Ass. **139**, 356 (1949).

Freese, U.: Ein Beitrag zur Zytologie des Tubenkarzinoms. Geburtsh. Frauenhk. **17**, 173 (1957).

Graham, R. M.: Diagnosis of cancer of internal organs by Papanicolaou technic. Advances Int. Med. N. Y. **6**, 59 (1954).

Napolitano, M.: Zytologische Bilder des Karzinoms der Vagina, der Vulva und der Klitoris (ital.). Arch. Ostetr. **60**, 65 (1955).

Papanicolaou, G. N. u. *V. F. Marshall:* Urine sediment smears as a diagnostic procedure in cancer of the urinary tract. Science **101**, 519 (1945).

Papanicolaou, G. N., W. A. Cooper: The cytology of the gastric fluid in the diagnosis of carcinoma of the stomach. J. Nat. Cancer Inst. **7**, 357 (1947).

Papanicolaou, G. N.: Cytology of the urine sediment in neoplasms of the urinary tract. J. Urol. **57**, 2 (1947).

Papanicolaou, G. N. u. *H. A. Cromwell:* Diagnosis of cancer of the lung by the cytologic method. Dis. Chest (Chicago) 15, **412** (1949).

Papanicolaou, G. N.: Cytologic examination of breast secretion. Proc. of the Second National Cancer Con. (1952).

Sicard, A., Y. Gérard u. *C. Marsan:* Cancer de la trompe revélé par une adénopathie inguinale croisé et opéré sur l'indication des frottis. Press. Méd. Paris 1539 (1954).

Smolka, H.: Ein bemerkenswerter vaginaler Zellbefund bei latenter Toxoplasmose. Zbl. Gynäk. **75**, 730 (1953).

Song, Y. S.: The significance of positive vaginal smears in extrauterine carcinomas. Amer. J. Obstetr. **73**, 341 (1957).

Watsen, W. L., H. Cromwell, L. Craver u. *G. N. Papanicolaou:* Cytology of bronchial secretions. J. Thorac. Surg. S. Louis **18**, 113 (1949).

Zytologie bei Radium-Röntgen-Bestrahlung

Aschoff, L., F. Krönig u. *C. Gaus:* Zur Frage der Beeinflußbarkeit tiefliegender Krebse durch strahlende Energie. Münch. med. Wschr. **60**, 337 (1913).

Berger, J.: Der zytologische Abstrich nach Röntgen- und Radiumbestrahlung. Oncologia **7**, 127 (1954).

Besserer, G. u. *H. Smclka:* Zur Frage der prognostischen Bedeutung von Veränderungen im Scheidenausstrich nach Radium- und Röntgenbestrahlung. Strahlentherapie **89**, 442 (1952).

Cramer, H. u. *K. Lehmacher:* Die zytologischen Veränderungen im Scheidenabstrich nach intravaginaler Röntgenbestrahlung und ihre Bedeutung für eine individuelle Dosierung. Strahlentherapie **92**, 123 (1953).

Frankl, O. u. *I. Amreich:* Zur pathologischen Anatomie bestrahlter Uteruskarzinome. Strahlentherapie **11**, 661 (1920).

Ghilain, A. et *W. F. Bower:* Les variations cytologiques de lépithélium vaginal normal et des tissues néoplastiques du col sous l'influence de la radiumthérapie. Gynéc. et Obstétr. Paris **51**, 309 (1952).

Graham, R. M.: The effect of radiation on vaginal cells in cervical carcinoma. Description of cellular changes. Surgery Gyn. Obstetr. **84**, 153 (1947).

Graham, M. B. and *R. M. Graham:* A method of enhancing the effectiviness of radiotherapy in cancer of the uterine cervix. Cancer **6**, 68 (1953).

Graham, I. B., R. M. Graham und *W. Liu:* Prognosis in cancer of the uterine cervix based on the vaginal smear before treatment. S. R. = the sensivity response. Surgery **99**, 555 (1954).

Glücksmann, A.: The relation of radio-sensivity and radio-curability to histology of human tissue. Brit. J. Radiol **21**, 559 (1948).

Grünberger, V.: Die Prognosestellung der Radiumwirkung auf das Kollumkarzinom aus den zytologischen Veränderungen nach Glücksmann. Arch. Gynäk. **181**, 190 (1952).

Haam, von E., C. H. Hendricks and *T. L. Morton:* Cytological studies on patients with carcinoma of the cervix treated with Co 60. Cancer Res. **12**, 303 (1952).

Inoguchi, M.: Phase-contrast microscopic study on vaginal smear test in the therapy of Co 60 on carcinoma of the uterus. Nagasaki med. J. **31**, 62 (1956).

Kohn, G.: The vaginal smear as a prognostic aid in carcinoma of the cervix treated according to the individualized. Stockholm Method. Acta Radiol **41**, 446 (1954).

Limburg, H., H. J. Napp u. *U. Wilbrand:* Die prognostische Beurteilung des Kollumkarzinoms nach Strahlenbehandlung durch Probeentnahme und Scheidenabstrich. Geburtsh. Frauenheilk. **12**, 723 (1952).

Mutti, P.: Kolpozytologische Formel und Index bei Frauen, die einer endocavitären Radiumtherapie unterzogen wurden (ital.). Arch. Ostetr. **59**, 277 (1954).

Montalvo Ruiz, L., V. Jimenez Tebar: Vaginalzytologie während der Radiumbehandlung des Cervicalcarcinoms (span.). Bol. Soc. obstetr. gynec. españ. **7**, 120 (1957).

Pundel, P.: Étude comparative par le frottis vaginal et la biopsie de l'endomètre de l'action du radium appliqué par voie entra-utérine ou vaginale chez la femme. Ann. endocr. Paris **12**, 235 (1951).

Smolka, H.: Die Wirkung der Radiumbestrahlung auf das vaginale Zellbild beim Kollumkarzinom. Inaug. Diss. Kiel (1950).

Tischer, H. u. *E. Schüler:* Zytologie der intravaginal Bestrahlung. Zbl. Gynäk. **75**, 409 (1953).

Zytologie der Punktatflüssigkeiten

Ebner, H.: Untersuchungen zur Zytologie und Zytochemie cilioepithelialer Tumorzellen im Punktat seröser Ovarialcystome und kystadenokarzinome. Zschr. Krebsforsch. **59**, 581 (1953).

Gensch, G.: Erkennbarkeit von Tumorzellen in Ascites- und Pleurapunktaten. Dtsch. med. Wschr. **74**, 975 (1949).

Koch, R.: Zur Zytologie krebsartiger Exsudate und zur Frage der Gallendegeneration des Karzinoms und ihrer Entstehung. Zschr. Geburtsh. **142**, 20 (1954).

MacGrew, E.: Concentration of cells from body fluids for cytologic study. Amer. J. Clin. Path. **24**, 1025 (1954).

Quensel, U.: Zur Frage der Zytodiagnostik der Ergüsse seröser Höhlen. Methodologische und pathologisch-anatomische Bemerkungen. Acta med. Scand. **68**, 427 (1928).

Quensel, U.: Zytologische Untersuchungen von Ergüssen der Brust- und Bauchhöhlen mit besonderer Berücksichtigung karzinomatöser Exsudate. Acta med. Scand. **68**, 458 (1928).

Saphir, O.: Cytologic diagnosis of cancer from pleural and peritoneal fluids. Amer. J. Clin Path. **19**, 309 (1941).

Smolka, H.: Zur Zytodiagnostik der Aszitesflüssigkeit bei malignen Abdominaltumoren. Geburtsh. Frauenheilk **15**, 735 (1955).

Sachverzeichnis

Inhalt des ersten Teilbandes von Band III:

W. WEPLER, Kassel	Hirn- und Rückenmarkshäute einschließlich Tuberkulose; Liquor- und Ventrikelsystem
G. PETERS, Bonn	Allgemeine Reaktionen und „Degenerationen"
W. VOLLAND, Köln	Stoffwechselstörungen und Pigmentablagerungen in Hirn und Rückenmark
G. PETERS, Bonn	Die entzündlichen Krankheiten des Zentralnervensystems
M. STAEMMLER, Aachen	Kreislaufstörungen und Gefäßerkrankungen des Zentralnervensystems mit Hirnödem und Hirnschwellung
G. PETERS, Bonn, und O.-E. LUND, Bonn	Fehlbildungen des Zentralnervensystems
K. J. ZÜLCH, Köln	Geschwülste und Parasiten des Nervensystems

---

Zum Abschluß des Gesamtwerkes sind noch folgende Beiträge in Vorbereitung:

BAND II, 3. Teil

W. GIESE, Münster	Atmungsorgane
L. HASLHOFER, WIEN	Bewegungsorgane
J.-J. HERZBERG, Hamburg	Haut

BAND III, 2. Teil

G. PETERS, Bonn	Degenerative Erkrankungen und anatomische Veränderungen des Nervensystems bei Geisteskrankheiten
W. WEPLER, Kassel	Traumatische Veränderungen des Gehirns
G. PETERS, Bonn	Veränderungen des Nervensystems bei anderweitigen körperlichen Erkrankungen und nach chemischen und physikalischen Einwirkungen
W. KRÜCKE, Frankfurt	Peripheres Nervensystem und Spinalganglien
STOCHDORPH, Düsseldorf	Das vegetative Nervensystem
W. KREIBIG, Frankfurt	Augen
H. UFFENORDE, Göttingen	Ohren

WALTER DE GRUYTER & CO. / BERLIN W 35

vormals G. J. Göschen'sche Verlagshandlung · J. Guttentag, Verlagsbuchhandlung · Georg Reimer
Karl J. Trübner · Veit & Comp.

Lehrbuch der speziellen Chirurgie

Von Prof. Dr. med. Paul Rostock †, Regierungsmedizinaldirektor und Chefarzt des Versorgungskrankenhauses Bad Tölz

Dritte Auflage, völlig neu bearbeitet
von Dr. med. Constantin von Bramann, Ärztl. Direktor und Chefarzt am Städt. Krankenhaus Berlin-Neukölln

Mit 379, zum Teil mehrfarbigen Abbildungen. – Groß-Oktav. XV, 677 Seiten. 1957. Ganzleinen DM 58,–

„Das Lehrbuch von Rostock, seit 1941 nunmehr in der dritten von C. v. Bramann bearbeiteten Auflage, behandelt die gesamte spezielle Chirurgie. Wo es notwendig ist, werden auch Einzelheiten aus den Grenzgebieten und aus der allgemeinen Chirurgie einbezogen. Die Einteilung ist im wesentlichen die übliche nach Organen und Körperregionen. Der enorme Stoff ist mit außerordentlichem Verständnis immer auf das Wesentliche komprimiert, auch dort, wo man etwa ein noch näheres Eingehen wünschen würde. Bei jeder Erkrankungsform ist die Ätiologie, das klinische Bild, die Behandlung und Prognose dargestellt ... Die neuen Ergebnisse und Fortschritte in der Diagnostik und Therapie finden in allen Kapiteln des Buches ihren Niederschlag. Die Definitionen sind ebenso knapp, wie einprägsam, die Sprache ist gut und klar und vermeidet alle unnötigen Fremdworte. Das Bildmaterial ist reichlich und so ausgewählt, daß es nichts Selbstverständliches, sondern schwieriger Verständliches illustriert und erklärt ... Es liegt mit dieser 3. Auflage des Rostockschen Lehrbuches ein ausgezeichnetes, besonders dem Studenten und praktischen Arzt empfehlenswertes Buch vor, das ohne Zweifel weite Verbreitung finden wird, zumal sein Preis außerordentlich gering ist gegenüber dem Gebotenen."

Wiener Medizinische Wochenschrift, 1958

Ein ausführlicher Prospekt mit Inhaltsverzeichnis steht zur Verfügung

---

WALTER DE GRUYTER & CO. / BERLIN W 35
vormals G. J. Göschen'sche Verlagshandlung · J. Guttentag, Verlagsbuchhandlung · Georg Reimer
Karl J. Trübner · Veit & Comp.

FSC
www.fsc.org
MIX
Papier | Fördert
gute Waldnutzung
FSC® C083411

Zeitfracht Medien GmbH
Ferdinand-Jühlke-Straße 7
99095 Erfurt, Deutschland
produktsicherheit@kolibri360.de